国家古籍整理出版专项经费资助项目

青城山道医文献选辑（第一辑）

草 木 生 春

著 张永平

校注 谢克庆等

整理 贾喆成　洪闫华

张文坪　焦一菲

韦　平　廖品清

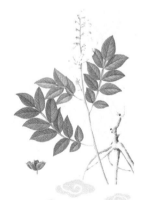

西南交通大学出版社

·成 都·

图书在版编目（ＣＩＰ）数据

草木生春 / 张永平著；谢克庆等校注. —成都：
西南交通大学出版社，2018.3
（青城山道医文献选辑. 第一辑）
ISBN 978-7-5643-6120-4

Ⅰ. ①草… Ⅱ. ①张… ②谢… Ⅲ. ①中草药—验方
—汇编 Ⅳ. ①R289.5

中国版本图书馆 CIP 数据核字（2018）第 061201 号

青城山道医文献选辑（第一辑）

Caomu Sheng Chun

草木生春

著　　张永平

校注　谢克庆　等

出 版 人	阳　晓
策 划 编 辑	杨岳峰
责 任 编 辑	杨岳峰
封 面 设 计	原谋书装
	西南交通大学出版社
出 版 发 行	（四川省成都市二环路北一段 111 号
	西南交通大学创新大厦 21 楼）
发行部电话	028-87600564　028-87600533
邮 政 编 码	610031
网　　　址	http://www.xnjdcbs.com
印　　　刷	成都市金雅迪彩色印刷有限公司
成 品 尺 寸	170 mm×230 mm
印　　　张	9
字　　　数	81 千
版　　　次	2018 年 3 月第 1 版
印　　　次	2018 年 3 月第 1 次
书　　　号	ISBN 978-7-5643-6120-4
定　　　价	48.00 元

序

东汉末年，南阳张仲景宗族，自建安纪年后，犹未十稔，其死亡者，三分有二，伤寒十居其七。仲景感往昔之沦丧，伤横夭之莫救，乃勤求古训，博采众方，并平脉辨证，为《伤寒杂病论》，合十六卷。书成之后，仲景曰："虽未能尽愈诸病，庶可以见病知源，若能寻余所集，思过半矣。"仲景之言，绝非夸张溢美，而是实事求是，恰如其分。因为《伤寒杂病论》问世之后，医治外感疾病有了六经辩证之准绳，而诊疗内伤杂病也有脏腑辩证之指南，治疗效果得以大幅度提高，后世感激仲景，因此尊称为"医圣"。

大隋开皇年间，幼年孙思邈偶遭风冷之邪，屡造医门，而汤药之资，竟罄尽家产。有感于罹疾之痛苦，求医之艰难，故孙思邈在青衿之岁，即崇尚医典，白首之年，犹手不释卷，明确提出："人命至重，有愈千金，一方济之，德逾于此。"强调方药本草，不可不学。但当时存世诸方，部帙浩博，忽遇仓卒，求检至难，比得方讫，疾已不救，可不惨哉！思邈痛夭横之幽厄，惜随学之昏愚，乃博采众经，删裁繁复，务在简易，以为《备急千金要方》一部，凡三十卷。该书除列述临床内、外、妇、儿各科疾病，辨证论治甚详而外，在养生学、食疗和药物学方面，也有精彩论述。正是孙思邈在医药方面贡献卓越，故有唐以降，民间奉为"药王"，各地立祠纪念，千年香火不绝。

巴山蜀水，物华天宝，钟灵毓秀；天府之国，民富廪实，英贤辈出。作为天下名山，青城山既是中国道教发祥之胜地，又是中医药文化藏珍之宝库。史书有载，历代高道大德，如张道陵、范长生、杜光庭、陈清觉、李调阳等均以青城山为洞天福地而设坛修炼，自此称青城山为"神仙都会"。民间所传，青城道士深谙医理，妙术通神。唐广济先生邢道士治疗武宗皇帝心热之疾，仅用青丹二粒饮以梨汁即愈；宋皇甫坦治疗显仁太后目疾，一药而瘳。而成都知府辛谏议患风疾，诸医不效。青城山丈人观道长康道丰进以煅制云母粉，立瘥。宋明以后，青城山道士除清修道家功课以外，还诵读内难诸经和医圣、药王之书，又利用青城山地区丰富的中草药资源，为当地群众医治各种疾病，收效良好。道士们将充分利用当地药物资源，结合中医药理论，为广大群众医治疾病的方式方法加以发挥，而把其中用药独特、疗效突出、副作用小的医术和药方，称之为"青城药功"。青城药功发展到清末民初张永平、刘圆常、王含阳、慕至强时达到了顶峰。

丙申年春，克庆师生到都江堰市玉堂镇拜访王含阳之徒贾喆成先生，从贾先生所保存的药功资料来看，这部分资料虽然只是王含阳道长藏书与著述的一部分，但已经涉及内科、妇科、儿科、外科、骨伤科，另有药物、方剂、脉诀和针灸等多种专著。王含阳道长生前曾在青城后山水磨乡猫坪开设诊所，热心为广大群众服务，诊治百姓所患各种病痛。他曾填词一首，表明自己的心迹：

医乃道艺之术，须当立德行仁。临时辨证要留心，金资有无莫论。症若无从着手，当推另请高明。握拳夺利误人生，遗臭污名耻甚。

意思是说：医治疾病只是践行道教善举行仁积德的一门技艺，行医治病的医生应当把树立仁德放在首位，不论什么时候、什么地方，对待什么病人、什么病症，都要一视同仁，用心治疗。至于病人贫富、付得起付不起诊费，那并不重要，重要的是先治病救人，再论其他。对于一些危重病人，如果医生一时摸不着头脑，无从下手，就莫让病家耽误时间，无端在诊所停留，而要劝告病人及其家属及时转移到有条件的地方诊治。做医生，就要心系病人安危，不要图谋病家钱财。如果不顾病人死活，只想伸手捞取病家钱财，那就会遗臭万年，十分可耻。

在数十年的医疗实践中，王舍阳道长以上面所填《西江月》词为座右铭，很好地兑现了"立德行仁"的诺言。他医德高尚，医术精湛，服务热情，态度和蔼，对病人如亲人，对群众如兄弟，因此在猫坪水磨乡一带，树立了崇高的威信，当地百姓亲切地称呼他为"王道仙"。"王道仙"之所以不同凡响，被群众尊奉为"王道仙"，是因为他除了凭借崇高的品德和卓越的医术，数十年临症不辍，除恶祛邪，解民倒悬，还在保存和整理大量前代医药图书的基础上，亲笔抄录《草木生春》，编著《诊脉玄机》《鉴戒药性》《鉴戒医案百宗》《妇孺全科》《丸散膏丹》等医学著作，用以教徒，并让青城药功传之后世，弘扬光大。所以王舍阳和医圣张仲景、药王孙思邈一样，其英名与功绩并传不朽。

贾喆成先生是真诚和忠实的，他用他的真诚和忠实妥善、完好地保存与珍藏了他的师父和师祖的遗书。同样，克庆、品清与一菲、闫华、文坪、韦平、陈来、新科师生也是真诚和忠实的，我们会以真诚和忠实的行动按时保质保量地完成对"青城山道医文献选辑（第一辑）"原稿的辨识、电脑录入、校对、注释和校勘任务，尽快将这部分稿件交付出版，以遂王含阳大师在天之愿，以圆贾喆成先生殷殷之梦，是为之序。

谢克庆

丁酉年芒种日

整理说明

　　"青城山道医文献选辑（第一辑）"由《草木生春》《古方校正·脉诀》两册组成，包含《草木生春》《古方校正》《脉诀》三册青城山道医文献，由于《脉诀》篇幅较小，本次整理出版时与《古方校正》合为一册书出版。

　　这三册道医古籍的原始稿件由贾喆成先生收藏。贾喆成先生是青城道医大师王含阳的嫡传弟子。王含阳一生颇具传奇经历，他出生于重庆江津的一户官宦人家，少年时代曾苦习儒学以期进入仕途，不想清廷废止了科举，击碎了王含阳出仕为官的梦想。仕途无望，王含阳遂随其父王公和同乡赵海泉学医。杏林沉浮二十余年，王含阳看破红尘，一心向道，遂拜青城后山黄龙观纯中子张真人为师，向道悟真，修身养性，并以医药施惠当地百姓。张真人除道行高绝之外，亦是医林圣手。他见王含阳道心清净、天资颖悟，遂尽平生所学，教诲多多。张真人羽化后，王含阳接掌黄龙观庙务，除弘扬全真教，还广收俗家弟子，传授《黄帝内经》和医药针灸之术，救治穷苦百姓病痛。贾喆成先生就是王含阳道长最器重最信任的弟子之一。十年动乱之中，王含阳道长屡遭侮辱批斗，无奈含冤辞世。在办完王含阳老师的丧事之后，贾喆成拣选王含阳遗物，发现大量医药书籍和道教著作，以为尽是恩师心血和手泽遗爱，遂妥善收藏起来，从不示人，以期后世有缘，重见天日，发扬光大。

2002年，应青城山上清宫郑明德住持之邀，国医大师王静安先生率弟子谢克庆、廖品清赴青城山商议为新修三清大殿撰文立碑事宜，在此期间得知上清宫罗世群道长师从后山小磨乡贾喆成学医，而贾喆成先生在王含阳身后，不忘其师遗志，仍然坚持在当地行医教书，惠众慈幼，造福桑梓。谢廖二人和学生焦一菲等心生敬仰，希望结识贾先生，以便从他那里深入了解王含阳大师的佚闻趣事和青城山道医发展现状。后由青城山道教学院张明心、商志明、陈至华、唐理丰和任仲和道长介绍，终于见到了退休后已经迁居都江堰市玉堂镇的贾喆成先生。通过多次交往，贾喆成先生洞悉了整理出版青城山道医文献的急迫性和重要价值，于是打开箱笼，请出秘藏多年的恩师遗物，如王含阳的衣物、道冠、印章、笔砚等，供大家瞻仰，还取出王含阳生平所藏宗教书籍及医药书籍让众人观赏。谢、廖当场向贾喆成先生提出两个请求：一，借阅其中可以辨识的部分医书手稿；二，复印书籍中的精华部分，供研究整理之用。贾喆成先生爽快地答应了。

笔者将学生焦一菲现场复印的书稿带回成都认真研读以后，得出这样的结论：贾先生所藏王含阳遗稿，具有很高的学术价值和地方特色，是青城山道医书籍中不可多得的重要组成部分。这部分书籍可以分成五类：第一类为王含阳自著，如其中的《鉴戒药性》《鉴戒医案百宗》等。这部分稿件具有三个特点：一是出自王含阳手笔，二是卷首有王含阳自序，三是末尾有王含阳亲笔签名并标明完成的时间。第二类为当时木刻或石刻出版的医学读物，如《针刺正骨疗伤方》就很像民间的石印出版物。第三类为学生或弟子抄本，如《妇孺全科》《丸散膏丹》等书，书写认真，但字迹幼拙，不似出自王含阳之手，疑为其门下弟子或庙中道众、居士抄本。第四类纸张古旧，笔力沉雄，不似出自王含阳之手，疑是出于道门古隐或大师所为，如《脉诀》等。第五类字

草木生春

迹是王含阳的字迹，内容是青城医药，但卷首既无王含阳所序之言，卷末又无王含阳签名，如《草木生春》就是这样一本奇书。虽是奇特，必事出有因。细阅该书，发现该书分前后两卷，前卷名曰《草木生春·草药集成》，后卷名曰《草木生春·仙方集成》。

《草木生春·草药集成》收载以青城山为主要产地的植物药材219种，按药物的自然形态和性质分成12类，计有参类药物8种，花类药物12种，草类药物40种，根类药物24种，头（块茎或块根）类药物9种，子（种子）类药物15种，藤类药物8种，"风"类（椭圆或心形叶片）药物5种，叶类药物6种，皮类药物7种，龙虎类药物6种，杂药类药物79种，总计219种（未包括王含阳于全书最后增加的百合）。这219种，除个别品种（如高丽参、藏红花），均为青城山这座药物宝库所产。故学习《草木生春》这本书不但对熟悉川西青城山地区中草药品类，为地方百姓防治疾病大有益处，就是对了解当地自然资源，大力发展地方经济，也多了一条途径。《草木生春》虽然收录的是地方草药，但这些地方草药却能医治当地群众中多发的大病、怪病，如用红姑娘治疗咳嗽喉痛，用铧头草治疗恶毒疗疮，用川芎治疗风寒头疼，用萝卜头治疗食积气滞等，都属于简便验效，真实可信，极具药用价值和经济价值。

《草木生春·草药集成》的写作方法值得一提。该书先将药物分类，除名称中有"参"字的药物按参药归类，其余药物大多按照子、实、茎、叶、根、皮等自然属性分类，也有以习惯性名称来归类的。每类药物分成若干种。每种药物先写名称，继明主治，再以歌括叙述功效和适应证，末附文字说明宜忌和注意事项。歌括中有些字词为韵而设，虽显生硬，但容易记诵、浅显易懂。如该书所载第一类药物参类药之第一种"地人参"条目下就这样写道：

［名称］地人参。

主治：补虚、消肿。

歌括：宜男草即地人参，滋补神气贵为金。普通妇女血气闭，瘰疬疝气妙莫论。

［补充说明］此药俗名水绿葱，味清香而甘美，专补虚气，善能消肿，又能止久咳不愈，炖肉服为妙，用根不用叶。

这般文字，粗浅易懂，言简意赅，要言不烦，特别是补充说明，强调功效补虚、消肿、止咳，使人印象深刻。又专门指出该药是"用根不用叶"，免人误入歧途，更见至诚。使人深信《草木生春》是一本切合实用的好书。

由于《草木生春》的每一类药物的归类、功效都特别明确，每一条语句都写得清楚明白，因此在整理校勘这部分书稿时，编著者除对个别平常人难以理解的方言土语加以必要的解释，对其余文字内容不再画蛇添足，节外生枝，浪费笔墨。

《草木生春·仙方集成》是《草木生春》的后卷。所谓"仙方"，是道家对医用良方、验方的称呼。本卷所载仙方有三大特点：一是基本上使用前卷《草药集成》中所有的植物药组方，而不使用《草药集成》中没有记载的名贵稀有药物组合方剂；二是用药尽量就地取材，物尽其用；三是专门针对川西地区群众的常见病、多发病和疑难疾病，接地气，重疗效，对症下药，立竿见影。《仙方集成》收录治疗男子内伤损跌、五劳七伤，妇女调经种子、红崩白带、乳痛回乳，九种气痛，小儿蟳疳、食积饱胀，刀砍斧伤，风湿瘫痪、劳热骨蒸、头风昏晕、手足拘挛，眼耳口鼻等五官疾病，咳血、肺痿、久咳、失音、瘰疬、吐血、鼻衄，黄疸、腰膝软痛、疝气、遗精、淋症、痔漏、痢疾，痈疽疮疡、肿胀气蛊、伤风凉寒、蛔虫疟疾等病症以及洗疮消毒的方剂(含手稿中所有验方、单方、古方、又方等)共 180 余首，王含阳另于全书最后增补天、地、人及冷痧肚痛四方。从以上所述可以看出，《仙方集成》虽然篇幅不大，文字不多，但所列方药涉及面相当广泛，举凡内、妇、儿和外科、五官科疾病均有治疗的良方、验方，因此它所拥有的实际意义和临床价值都是巨大的，它应是青城山道医文献中的《肘后方》。

从现在所掌握的学术资料来看，青城山道医的形成、发展和传播虽然历史悠久，超过 1300 年，但留下和公开的医药著述却寥若晨星，甚为少见。青城山地区的药用植物资源虽然十分丰富，但加以寻觅辨识和发掘整理并著述成书，教授弟子和流传民间，却非易事。从贾喆成先生珍藏的王含阳道长遗留下来的医药图书的实际状况来看，《草木生春》虽系王含阳道长手笔，但该书前面既无王含阳所写序言，后面又无王含阳签名与标明完成的时间，这提示是书并非王含阳所著，只是王含阳的抄本。笔者推测，该书应是观中前代先贤遗珍，是王含阳的师父张永平所著，他认为珍贵难得，因此手抄笔录予以保存，供自藏翻阅研读或课徒。

因为历代记述青城山地区中草药的文字资料不

草木生春

多，更不见有专门著述传世，所以《草木生春》应是现今所能找到的系统记载青城山地区中草药资源及其科类用途最早期的宝贵资料，其社会价值和经济价值都不可低估，当然它对研究评估青城山道医的状况和发展演变也有重要作用。

为了最大限度地保持这部珍贵文献资料的原貌，以便让读者能够欣赏和领略到道医著作的原汁原味，对本书的整理和研究工作，我们只能从以下五个方面来进行：

一是认真仔细地阅读辨识手抄本原文，对照王含阳的手抄本原文逐字逐句录入电脑，不做任何改动，只是按照现在的书写习惯，将原著的竖行向左书写换成横行向右书写。

二是该书写作年代很早，那时汉字尚无简化和规范的方案，所以本次整理出版时，我们将繁体字、异体字根据《简化字总表》《通用规范汉字表》《现代汉语词典》等直接改成对应的简体字，而对于不规范的汉字、名称，则在照录原字、词后括注规范字或通行写法（详见本书凡例），如此既最大限度保留了手稿内容原貌，又便于当今读者理解，如我们有错解之处，读者也容易对照指正。

三是采用页下注形式，将原书明显写错的个别字眼或词语在依照原样保留之后提出校释意见。如《草木生春》之花类部分，原稿写成18种，但实际上花类条目之下所列药物只有水仙花、金菊花、银菊花、厚朴花、辛夷花、金银花、藏红花、芙蓉花、野红花、红茶花、指甲花、兰草花等12种，所以在"花类"18种栏目下注释："原文如此，实际上花类所列药物只有12种。"采用这种形式，既保留了原书风貌，又照顾了实际状况。

四是对书中几条流行在川西地区的方言土语做了必要的注释。如将中药粉末轻轻地撒在创口表面上的动作叫作"挑"；让疮疡或伤口慢慢愈合叫作"告口"；把"癞蛤蟆"叫作"癞格宝"；把"跳蚤"叫作"暴格蚤"（川人将"鱼腥草"叫"猪鼻孔""侧耳根"，将"痄腮"症称为"寸耳寒"等），整理本书时都用普通话做出了解释、注明。而对于王含阳道长在抄写本书时于字里行间所写心得或所做笔记，则全文保留，不做更动，以让后世读者得识庐山真面目。

整理和校注古书，本来就是一件艰苦细致与费力不讨好的工作，认读和辨识采用方言土话与不规范的繁体字写成的中草药经验总结之类的小册子，并录入电脑，还要加以整理研究，校勘注释，

草木生春

出版成书，其艰辛程度和耗费心力之巨，更非用语言可以表达。但不管怎样，这三部书稿已经按照著述者意愿打造出其雏形，即将交付编辑出版，付梓之前，略表微忱，既用以告慰前贤在天之灵，报告其遗珍已被时代抢救，又对国家文化部门和出版机构领导慧眼识珠，让青城山道医文献得以重见天日并发扬光大，表示感谢。拳拳此心，日月可鉴。

最后需要提醒读者的是，这批道医文献主要是青城山历代道医自藏翻阅研读或课徒所用，故而语言浅显，所收方剂操作性很强，我们整理出版本书，意在将青城道医的智慧结晶传承下去，供当今研究人员参鉴，读者如患相应病症，切勿照方抓药，而应及时就医并遵医嘱用药，免生祸患。

凡　例

　　《草木生春》校注本以王舍阳整理校正之抄本为底本。

　　文中繁体字、异体字改简体字，径改之。错别字改正字以〔　〕标明，漏字以〈　〉补充，无法辨识之字以□标明。

　　对于文中方言词、语意隐晦不清者，校注者结合专业知识、临床经验并参考其他文献在注释中予以说明。

　　原稿有标点，本次整理出版时作了规范。

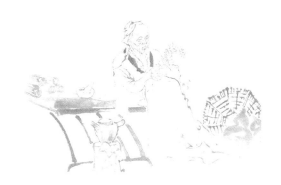

目　录

仙方集成

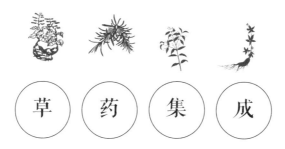

草 药 集 成

草木生春·草药集成

参类八种

地人参

主治：补虚，消肿。

宜男草即地人参，滋补神气贵如金。善通妇女血气闭，瘰疬疝气妙莫论。

此药俗名水绿葱，味清香而甘美，专补虚气，善能消肿，又能止久咳不愈，炖肉服为妙，用根不用叶。

高丽参

主治：补气，内伤心嚼①。

---

① 心嚼：剧烈咳嗽，使心跳不安、心慌心累。

性甘微寒高利〔丽〕参，气香味淡清肺金。补气生津止咳逆，虚火痰壅最相亲。

玉竹参

主治：中风并五劳七伤，诸虚百损，自汗。

玉参味甘平无毒，主治中风僵跌蹼〔扑〕，虚劳结气心腹疼，目烂流泪及时疫。内补五劳和七伤，腰膝疼痛诸虚服。虚劳咳热不安宁，滋心润肺消渴欲。

此药善治风温自汗之症，并治劳热虚疟。

土沙参

主治：生津，益元。

性甘微温土沙参，益气生津补中心。调养荣卫补中气，肺中寒痹服之亨。

此药即泡参也，重用之，则大补元气。

白节参

主治：清心，散郁。

白节参淡清心肝，散玉〔郁〕除烦消瘰痹。外敷内服俱为妙，熬膏服食更神藏。

此药乃家垣所种之蚕蛹子也，医者宝之。

黑玄参

主治：益精，补水。

玄参苦寒性微凉，益精补水清火尝。咽喉目疾无根火，通利二便此参强。阳毒发班〔斑〕烦渴闷，骨蒸传尸温疟良。并治瘰疬和结核，痈疽鼻瘘也相当。

此药有二种，贵者名角参，然脾虚泻者忌服。

水莲参

主治：消水，散火，补虚，生精。又名水人参。

水莲参多生水边，清火消水肿病痊。小儿疳疾黄疸肿，炖肉而服妙莫言。

苦　参

主治：黄疸，风疾。

苦参味苦性大凉，除湿祛风清火强。益肾生津养肝胆，止渴利窍脏腑良。治泪明目疗温病，赤溺血痢肠风降。黄疸酒毒麻风症，祛风杀虫实玉〔郁〕宽。

此药乃实热之良品，专治四肢骨节烧痛，俗西医呼为关节炎病，其实是瘦火症也。善能治大麻风，周身起子①瘙痒痛者，用苦参五两切片，泡好净酒三斤，日服不绝，觉痒即瘥。

---

① 起子：起疹。

花类十八种①

水仙花

主治：白带，痈疽，瘰疬。

水仙花香性无毒，专治痈疽化鱼骨，女人五心烧热良，外敷痒〔疡〕子②内煨服。

此药专散九子痒〔疡〕③，以水仙花头炖猪胰子，多多服之即愈，并能散痈疽，内服外敷俱妙。其花为末作卷能化鱼骨④。取其花煮水，涂身理发能去〔祛〕风。

附方：女人五心烧热不退，用水仙花、赤芍药、干荷叶共为细末，每服二钱，白开水引，其热自退也。

金菊花

主治：疮痈，邪热，痒〔疡〕子，天泡〔疱〕疮。

---

① 花类十八种：原文如此，实际上花类所列药物只有 12 种。
② 痒〔疡〕子：疮疡初起，红肿痛热起包块，蜀人谓：信（掀）起"疡子"或生"疡子"，后同。
③ 九子痒〔疡〕：即后文"九子烂痒〔疡〕"，蜀人谓颈部瘰疬为"九子烂痒〔疡〕"，以其颈部肿胀起包，累累若串珠状也。
④ 化鱼骨：此处指软化鱼刺。

性寒微苦金菊花，一切痈疽邪热佳，外敷内服俱神效，疗疮恶毒最堪夸。

玄妙方：疗疮散毒攻心者，主心神慌乱，急取此药嚼烂服食清油半杯即安。

即野黄菊也，花叶俱佳。

银菊花

主治：头眩，眼黑。

银菊花乃白杭菊，能散风火明翳目。制火平胆益金水，头眩眼黑须宜服。

此药有三种，普通用白菊花，广产者为杭菊，以黄杭菊为佳。

附方：杭菊花和甘枸杞，炼蜜为丸，久服之，永除目疾。

厚朴花

主治：雪风吹，头目痛。

性温微苦厚卜〔朴〕花，雪风吹痛头目佳。风温邪热为要品，白芷姜〔僵〕虫〔蚕〕佐之夸。

辛夷花

主治：闭九窍，利百节，止头痛。

辛夷味辛而性温，理中清气上行通。能开九窍利百节，头痛鼻渊有效功。

金银花

主治：一切疮痛。

银花甘寒号忍冬，散热解毒又疗风，养血清凉治疮癣，杨梅洁毒及肠痈，一切恶疮和血痢，五般尸症牙痛凶，止痛排脓清肺热，筋骨疼痛有神功。

藏红花

主治：行血通经，消肿，眩晕，诸风。

红花辛苦性甘温，行血通经有奇功。消肿止痛疗痘毒，血热喉痹亦能通。

芙蓉花

主治：诸疮，肿痛。

味淡气清芙蓉花，诸疮痛肿俱为佳。补气和血疗目疾，女人白带也用他〔它〕。

此花炖猪目服，专治目疾，为末撤〔掞〕①疮痛，能化腐生肌，叶捣烂能敷痈肿。

野红花

主治：疗补，气血，伤损。

野红花是妙药物，补气补血补筋骨。能治血淋气胀痛，红崩白带俱可服。

此药有大小二种，大者名大蓟，小者为小蓟，功用俱同，善治跌打损伤、遗精、白浊，更能洗风痒之症。

红茶花

主治：吐血，崩带。

茶花专能止吐血，汤烫火烧也使得。肠风下血虚为妙，红崩白带俱能灭。

然则白带症，宜用白花。

指甲花

主治：筋骨，瘫痪，疔疮。

透骨草名指甲花，风湿麻木瘫痪佳。筋骨疼痛用根治，疔疮肿毒叶敷他〔它〕。

---

① 撤〔掞〕：轻轻洒上，此为川西方言，下同。

此药敷疗用花叶，瘫痪、筋骨用根泡酒。

兰草花

主治：种子，消肿，杀蟕^①。

春兰夏惠四时青，秋芝冬蝉俱用根。专消水肿和淋症，各随时用能回生。

此药有数种不同，各随时取用为妙。唯有一片白色花或黄色花及赤色花，更有一片纯黑色者，皆为卉草，取而蒸蛋服，能使绝产之妇受孕生子。

洞明曰：花有万卉之名，有能入药者，有不能入药者，更有神奇妙用者。如白牡丹花，炖子鸡服，亦能使不产妇受胎孕。粉团花，能使闭血妇能通经，生癸水^②。

---

① 蟕：蟕虫，即蛔虫。
② 能通经：能为衍字。"癸水"即经水也。经水，月经也。

鹿衔草

主治：吐血，腰痛。

鹿衔草性微辛，专治吐衄疗心经。更能补水治腰痛，甜酒炖服便回生。

灵芝草

主治：起死回生，诸般气痛。

紫翠菌即灵芝草，起死回生无价宝。无论诸般血气痛，冲酒服下即时好。

此药有回生之功，每多生于灵山静地，在蕊灵芽之上，名曰七宝灵芝，时生时息，花草不一。其茎菲〔翡〕翠而有光霞，为菌形居多。其盖面多绿色，下面紫鲜放光，遍体霞彩为真。亦有白色如玉、黄色如金、赤色如火者，得之福焉。

又一种菌，生于干梁木桥上，采回炕干，冲甜酒服，专散五痕瘤子神妙。

仙人对坐草

主治：金疮，调经，催产。

仙人对坐剪金花，性平味苦刀伤佳，调经催产能发乳，止血定痛也要他〔它〕。

此药即王不留行也，又名吹吹草，又名剪金花。

附方：采取全株，加黄荆子捣末，专撒〔掺〕刀伤，有止血定痛生肌之妙。

益母草

主治：妇科要药。

益母味辛苦微寒，调经消水去〔祛〕瘀良，血风血晕血淋痛，胎漏崩中带下尝，经产之药称为圣，疗毒痈疽也称良。

此药专为妇女科之良品，红崩白带则加夜关门炖服。

马鞭草

主治：通经，消肿。

味苦微寒铁马鞭，破血通经有妙玄。消肿破气能杀蛊，症瘕肿胀也能痊。

此药多生路边上，形似益母草，其叶略细而缺，尚能敷妇女阴肿。

夏枯草

主治：补肝，清火，消血热。

辛苦微寒下〔夏〕枯草，补肝清火内热扫。气结瘿瘤和湿痹，目珠夜痛亦良好。产后血晕也能医，血崩不止治得了。

此药外用，能敷诸疮、痒〔疡〕子及蛇咬犬伤。

附方：加华〔铧〕头草、马蹄草、地丁草、癞蛤蟆草，专敷疮痒〔疡〕之症，为一剂。

血经草

主治：调经行血。

性平微辛血经草，调经行血妇科宝。能化喉风□疫咳，跌打损伤亦能好。

龙胆草

主治：黄痧走胆，风火流泪。

味苦性寒龙胆草，风火流泪目疾好。清肝利胆治火淋，黄沙〔痧〕走胆此为宝。

筋骨草

主治：风湿麻木，筋骨疼痛。

筋骨草治筋骨痛，风湿麻木为妙用。男女筋骨湿气疼，良医急将此药弄。

铁线草

主治：调月经，治刀伤，消肿毒。

铁线草名马挽手，刀砍斧伤能告口①。善调月经产后风，消肿拔毒功效有。

老鹳草

主治：风湿，瘫痪。

天罡草即老鹳草，风湿麻木用之好。筋骨疼痛及瘫痪，泡酒服之即能保。

墨斗草

主治：退火，消肿，止痢（炒白糖开水服）。

墨斗草名叫汉连〔莲〕，止血退火消肿瘥。补肾治淋及崩漏，乌须黑发妙莫言。

湖广草

主治：咳喘，气急，吐白痰。

---

① 告口：川西方言，即伤口收敛愈合也。

湖广草专治咳嗽，吐白痰其效有灵。气喘急与吐血症，熬水服之即能平。

此药即大马蹄草，尚治头风痛。

挖耳草

主治：红白痢症，赤疮火眼。

挖耳草名野烟根，性凉味苦心热清。赤疮火眼皆为要，红白痢症服之生。

三轮草

主治：风湿，瘫痪。

味淡无毒三轮草，一切风湿治得了。左瘫右痪筋骨疼，泡酒熬水俱能好。

虎耳草

主治：风疹，丹毒。

虎耳草能治热咳，风疹丹毒和肺热。揉汁灌耳能止疼，其味辛寒散热结。

还魂草

主治：跌打损伤，血凝，吐衄。

还魂草名叫卷柏，炒黑煎服止吐血。跌打损伤为妙用，血凝气滞能舒泄。

笔筒草

主治：舒通气血。

笔贯〔筒〕草名土木贼，性凉味寒通气血。能平男子胃中火，能补女人气与血。

此药善治赤白云翳。

苍耳草

主治：一切头风目疾。

风湿麻木苍耳草，味辛性淡能透脑。子治眼科目疾疮，根治风热用酒炒。

了〔蓼〕子草

主治：发沙〔痧〕痒毛疔，散血消肿。

性苦味温了〔蓼〕子草，专治散痧出瘕咬[①]。善疗胸痛痒毛疔，并能消肿散血好。

此药治痒毛疔加蛇泡草，尤妙。

---

① 出瘕咬：皮肤出现斑疹并伴有瘙痒症状。

伸筋草

主治：风湿麻木，筋骨转痛。

性平味淡伸筋草，筋骨疼痛此药好。风湿麻木脚转筋，膀胱疝气亦治了。

舒筋草

主治：舒筋活血，筋骨挛拘。

舒筋性味同伸筋，筋骨拘挛此药亲。舒筋活血能止痛，火酒炖服免灾星。

分筋草

主治：脚转筋，麻木痛。

分筋草药高山生，能治麻木脚转筋。形色略似伸筋草，功用皆能伸舒筋。

奇筋草

主治：伸筋骨，疗损伤。

奇筋相似细薢草①，能治筋缩真奇怪。去皮抽筋炖猪蹄，猪筋同煨即舒泰。

① 薢草：应为"草薢"。

草木生春

此药形似苾〔草〕薢，然而藤叶细小（一节三叶），勒其藤，则皮脱而现白筋。病筋缩者，炖猪筋蹄服，虽筋屈者，亦能伸也。

癞格宝草①

主治：一切疮疥。

荔枝草即癞蛤蟆，一切疮疡为末涂。久年疥癞熬水洗，痔漏鼻蚁香油和。

此药尚治肾囊风，又能治耳中流黄水，捣黄糖能敷疔毒，又能清肺火、止咳逆。

华〔铧〕头草

主治：疔疮恶毒，风火云翳。

华〔铧〕头草若地黄瓜，能祛风火云翳佳。疔疮恶毒瘀血散，捣敷热毒也要他〔它〕。

附方：敷疔疮热毒，加下〔夏〕枯草、马蹄草同捣。

酸浆草

主治：红白痢症，跌打损伤。

酸浆味酸宜用红，红白痢症此方雄。跌打损伤增妙用，去〔祛〕瘀生新消肿痛。酒炒能敷鱼口痛，揉和塞鼻把疟除。

---

① 癞格宝：原书中也作"癞格保"，为川西方言，即癞蛤蟆。

附方：治痢症加车前草、止红，加莱菔子止白痢。

车前草

主治：红血痢，利小便，补肾明目。

车前味甘性微寒，专利小便清火良。能治痒〔疡〕子和血痢，补肾明目消肿强。

马蹄草

主治：发表散寒，火咳，耳鸣。

马蹄草治肺火咳，肾虚耳鸣亦治得。又能发表散寒邪，敷疮消肿淋症灭。

稀〔豨〕茜〔莶〕草

主治：除风湿，乌须发，滋阴明目（用根）。

肥猪苗即稀〔豨〕茜〔莶〕草，一切风湿此药好。九蒸九露能滋阴，明目乌须颜不老。

双肾草

主治：小儿走肾，膀胱疝气。

双肾草生菜地间，小儿走肾和疝偏。重采一些为妙引，多煎醪糟如手拈。

鸡肾草

主治：膀胱，疝气。

鸡肾草生熟地边，一茎二叶大小鸳（七月间开蓝花）。小儿疝气偏随〔髓〕痛，鸡猪有子共熬煎。

猪棕〔鬃〕草

主治：白带，尿淋，头昏，乳肿（清火妙品）。

猪棕〔鬃〕草性淡微温，专治白带并头昏。妇人乳肿皆应用，男子尿淋此方通。

附方：此药以醋炒煎汤服，能治肛脱和酒痔。

金沸草

主治：伤盐咳①，止淋痢。

金沸草臭性微温，咳嗽痰喘有奇功。饮食伤盐此药用，润肺化痰淋痢通。

星袖〔宿〕草

主治：止咳嗽，红白痢。

星袖〔宿〕草能止咳嗽，黄痧走胆亦能够。小儿疳疾尚可医，红白痢症引方凑。

---

① 伤盐咳：因吃盐太重而引起的咳嗽。

此药揉塞鼻孔，能散目翳，并治火眼云雾。

观音草

主治：损伤接骨，止吐、鼻血，化痰咳。

观音草即接骨丹，内服外敷疗损伤。化痰止咳鼻衄症，赤疮火眼亦相当。

神砂草

主治：安魂定魄，固精补气。

神砂草即大红袍，安魂定魄固精劳。跌蹼〔扑〕损伤为妙剂，宁心止嚆①把气调。

天蓬草

主治：饿内伤，心嚆，肢软。

天蓬草治饿内伤，过路黄炖猪心肝。再加一些野红豆，连服数次便安康。

地丁草

主治：疔疮，恶毒。

---

① 嚆：川西方言，指咳如雷鸣也。后同。

草木生春

地丁草寒味淡涩，专治疔疮恶毒结。一切痈疽皆为要，内服外敷都用得。

蜈蚣草

主治：痔漏，诸疮。

蜈蚣草性无大毒，内外痔疮俱宜服。外敷狗咬与疔疮，并治蛇伤及毒物。

右草类四十种，选用合宜神灵。

根类二十四种

白茨根①

主治：白带，跌打，风湿，刀伤。

白茨根能治白带，跌打损伤亦可在②。风湿麻木筋骨疼，叶敷刀伤生肌快。

教梨根③

主治：黄肿病，胸腹胀。

教梨根治黄肿病，胸腹膨胀酒炒应。其子熬水能消积，一服即下无不听。

杉树根

主治：消肿，治淋，散气。

杉木根能消五肿，五般淋症穿气疼。胸腹肿胀及气喘，皮作夹板接骨灵。

---

① 白茨根：五加皮也。

② 在：歌括中为韵脚而设，当作"治疗"理解。

③ 教梨根：猕猴桃树根，又名藤梨根。据《新华本草纲要》载：此药治"消化不良、呕吐、腹泻、黄疸、食道癌、风湿性关节炎"。

此树根皮大有妙用，又能煎水洗漆疮即愈。

香樟根

主治：气痛，活〔霍〕乱，吐泻。

香樟根子唤香通，气痛痹滞有奇功。尚治活〔霍〕乱和呕吐，五通散内佐元勋。

花通根

主治：消食理气，通胀下乳。

花通根专消气胀，补虚消积通大脏。更能下乳治失音，善疗虚劳之气患。

则〔侧〕耳根

主治：消水肿，食积，淋症。

猪必〔鼻〕孔即则〔侧〕耳根，专消水肿食积吞。五般淋症和胸膈，风火牙痛及疮疖。

此药内服专消食积饱胀，外敷牙痛、疔疮、肿毒。

附方：更能敷寸耳寒①、马夹嘴②，俱妙。然宜加冬苋菜捣，稍加食盐，敷之即愈。

---

① 寸耳寒：川西方言，痄腮也。
② 马夹嘴：口角炎，属口腔疾病。

梦花根

主治：红崩，白带，止遗，涩精。

性温味辛梦花根，能止梦遗涩肾经。更治红崩并白带，杨梅结〔洁〕毒炖肉吞。

吴于〔茱〕根

主治：气痛，蟠气，疝气，阴寒。

吴于〔茱〕根治冷气痛，膀胱疝气阴寒用。蟠气肚痛亦皆灵，叶能敷疮消肿痛。

茴香根

主治：一切气痛，疝气，隔〔膈〕噎。

一切气痛小茴根，膀胱疝气通相亲。其身能治心气痛，并治隔〔膈〕噎顺气咽。

牛蒡根

主治：头昏，耳鸣，脱肛，腰痛。

牛蒡根子性味甘，炖肉专能补内伤。腰痛脱肛皆为妙，头昏眼花耳朵鞍①。冲蜜能治中风症，敷疮能治翻花②良。

① 耳朵鞍：耳廓红肿。
② 翻花：疮口肿脓溃烂。

马桑根

主治：九子烂痒〔疬〕，风火牙痛。

性凉味涩马桑根，能治牙关风火疼。能散温热伤汤火，九子烂痒〔疬〕此方灵。

丝瓜根

主治：痔疮，脑漏。

丝瓜根子炖肉汤，脑漏痔疮是仙方。瓜皮退火消疔毒，花叶能敷蛇咬伤。

菊花根

主治：红崩，白带，头昏，烟毒。

能解烟毒菊花头，头眩目晕虚淋求。善治红崩并白带，体若虚时炖肉油。

茨梨根

主治：吐血，泻痢，崩带。

茨梨子根味性苦，能止吐血并喉火。止泻止吼〔齁〕^①能开味〔胃〕，红崩白带病皆可。

---

① 齁：蜀人谓短气不足以息，气紧心累、心慌、心跳为齁。又称患此病之人为"齁包儿"。后同。

此药之果，能消小儿食积，并开胃建〔健〕脾。

韭菜根

主治：遗精，鼻衄。

韭菜辛温散风热，能止遗精流鼻血。清晕明目消积聚，亦擦疖疮薰鼻蚁。

蚊〔文〕蛤根

主治：敷瘁〔瘰〕子，擦疥癣，止咳消肿。

蚊〔文〕蛤根即五贝〔倍〕子，跌打损伤亦可使。止咳又能消肿痛，尚能捣敷贴瘁〔瘰〕子。

其叶上之果为末，能搽疥癣毒疮。

黄泡茨根

主治：妇女经闭，失血吐红。

黄泡茨根红如血，能通妇女经闭塞。失血吐红皆可治，黄水疮涎用此叶。

野葡萄根

主治：五痔，梦遗。

野葡萄根性平寒，五般痔漏甚为良。夜梦遗精和白浊，通经透骨转成祥。

草
木
生
春

八月瓜根

主治：风湿腰痛，膀胱疝气。

八月瓜根甚有灵，专治风湿腰痛疼。膀胱疝气皆为妙，寒湿咳嗽效如神。

此药尚能补骨行血，兴阳举茎。

牛王茨根

主治：跌打损伤，牙痛腰疼。

牛王茨根治腰痛，跌打损伤也可用。牙疼齿痛腮痕肿，此药专能行血分。

木浆子根

主治：筋骨痛，理气，散寒。

木浆子辣性大温，周身筋骨痛能松①。理气消膨散寒疹，解表除寒又搜风。

月月开根

主治：月经不调，红崩，白带。

月月开花妇科药，月经不调花先着。妇女红崩并白带，其果壮胎生子乐。

---

① 此处"松"字乃"减轻"之意。后同。

附方：加大木花，能补精神，有神予之妙。

冬苋菜根

主治：白带，淋浊，阴虚盗汗。

冬苋菜根能入药，女人白带男淋浊。阴虚盗汗服即宁，叶敷诸疮去毒恶。

漏芦花根

主治：痈疽肿毒，传染恶疮。

滑药即是漏芦根，无名肿毒和痈疽。内服外敷皆为妙，兑酒冲服更见亲。

右根药二十四种，应用合宜，神效无欺。

头类九种

菖蒲头（其花即蒲黄，搽敷跌打损伤，止血定痛，神效）

主治：补心肝，利九窍，开胃气，噤口痢①。

菖蒲苦温性芳香，开心利孔九窍良。补益心肝明耳目，能发声音消积痰。宽中能治噤口痢，开胃建〔健〕脾风湿完。

花粉头

主治：降火，化痰，消痈肿，排脓生肌。

天花粉性味酸甘，生津润燥降火痰。解渴又能消痈肿，排脓生肌也为良。行水通经止淋沥，热疫狂邪亦可尝。胃热疸黄疽背瘩，诸疮痔漏悉成祥。

此药乃瓜蒌根也，泽南〔兰〕佐之尤妙。

羊合头

主治：吼〔喉〕痛咳嗽，头眩心嘈。

---

① 噤口痢：紧闭口唇不能饮食的痢疾。

羊合头治昏晕眩，虚淋白浊妙莫言。月经不调并白带，吼〔喉〕痛喘咳也能痊。

茨椿头

主治：疮毒，瘰疬，秃头，鱼口。

茨椿头即刺龙棒，瘰疬蛇伤皆可望。能敷鱼口和秃头，舒筋活血把骨壮。

此药取其根上之皮，捣包无名肿痛及关节肿痛，俱妙，加红酸酸草和酒包极效。

芭蕉头

主治：开胃，建〔健〕脾。

芭蕉头性大凉寒，开胃建〔健〕脾止渴强，其花能治心气痛，头昏目晕最为良。

苦荞头

主治：消食养脾，疯狗伤，气瘰痒〔疬〕。

苦荞头即野南荞，性味甘平食积疗。消气瘰又补中气，疯狗咬伤能可好。

031

萝卜头

主治：消痰化气，止咳止痢。

萝卜头名老人头①，消痰化气此方求。能消肿胀并止咳，一切痢症免人愁。

漩麻头

主治：一切疮疡，小儿疳疾。

漩麻性平味甘辛，能敷损伤瘀血停。善洗皮肤湿热病，捣贴疡疮须用根。

此叶尚消小儿疳疾。

苎麻头

主治：跌打损伤，接骨斗笋〔隼〕②。

苎麻头加白芨头，专敷损伤先贤留。性平味淡质滋润，生肌接骨此方求。

---

① 老人头：又名地骷髅。
② 斗笋〔隼〕：接骨也，川西方言，治筋骨关节损伤，谓"接骨斗笋"也。

子类十五种①

半夏子

主治：除湿化痰，散瘤疗疮。

半下〔夏〕辛温滑燥毒，能润能燥能散玉〔郁〕。和胃建〔健〕脾补肝肾，除湿化痰止烦渴。降气发音利小水，止咳更能救暴杂〔卒〕。头痛昏晕胸腹胀，痰疟不眠吐食服。

此药尚能敷疮消肿，散瘿瘤，止汗液，为痰湿之主药，以柴胡、射干为使。

制半下〔夏〕法，用净水泡七日，日换一次，七次后，乃切片，用姜汁炒干。反乌头，畏龟别〔鳖〕，忌羊肉、雄黄、皂角、海藻，不可同服。

香花子

主治：冲任中风，多汗遗尿。

子根咸苦而性寒，冲任中风此为良。身热腹满迷忽〔糊〕

---

① 子类十五种：即后文"气柑、桃、桐子"一条按三种药物计。

忽〔糊〕，汗出而多急取尝。胎前产后妇遗尿，温疟热淋也不难。

附调经种子方：白薇（重用）汤，加生地、当归、白芍、杜仲、肉苁蓉，煮醪糟服，大量一剂煮八九次分服，即妙。服时忌生姜、大枣、大黄、枣皮。

矮茶子

主治：气痛，咳血。

矮茶子即矮茶风，吐血咳嗽有奇功。一切气痛皆能效，安魂定魄利心胸。

颜〔芫〕荽子

主治：发表散寒，引出痘疹。

颜〔芫〕荽发表散邪寒，痘疹不出病势难。能辟四时不正气，鼻窍不通服之良。

此味用法，子和草皆同功用。

莱菔子

主治：鼻衄，咳血，化痰气，止恶痢。

莱菔性苦味气甘，生升熟降化气痰。吐血衄血与咳血，消积解酒也为良。豆腐面积①成饱胀，吞酸吐水泄〔泻〕

---

① 豆腐面积：食豆过多难以腐熟，发生撑胀。

利〔痢〕难。能治噤口恶毒痢，跌打损伤敷之祥。

此方乃止泻消胀之圣药，宜重用之乃效。更能通利二便、气闭蛊胀，尚清膀胱之宿水、尿胀不溺，并止小儿之渴饮水妙。

气柑、桃、桐子①

主治：膀胱疝气，并调月经。

气柑、气桃、气桐子，皆膀治胱②疝气使。桐桃尚能调月经，童女不经急服此。

附方：凡女子至十七八岁，不月经者，急用嫩桐子七枚，阴桃③三个，炖猪肉服，即经行也。采桐子法，每年初伏日，摘取嫩桐子阴干用。又采桃花阴干为末，调酒能搽疳疮癣疥。

金弹子

主治：杀虫解毒，撼〔捒〕重舌。

红而圆涩金弹子，解毒杀虫宜用此。神功能治牙齿痛，小儿重舌撼〔捒〕之已。

035

① 气柑、气桐、气桃子三物，经克庆师徒请教王舍阳传人贾喆成先生，贾先生解释：气柑是未成熟的柚子，气桃是未成熟的桃子，气桐子是未成熟的桐子。三物皆可入药。
② 皆膀治胱：应为"皆治膀胱"。
③ 摘下桃花阴干为"阴桃"，又指未成熟的青桃子。

金铃子

主治：疝气，蛲气。

金铃子即川苦楝，七种疝气皆效验。又能止痛杀蛲虫，明师善用真堪羡。

附方：采取向东方之枝皮，煎黄糖水服，急〔即〕能杀蛲。

天泡子

主治：蛲痞①肚胀，小儿生天泡〔疱〕疮。

天泡子苦性甘温，解毒杀虫有奇功。小儿肚胀青筋拱，痞积蛲气服之松。

此药善能敷小儿头生天泡〔疱〕疮，更能噙口痛。

香柏子

主治：吐红血痢，肠风痔痛。

柏树子果能安神，小儿高烧退热灵。肠风痔痛须用叶，吐血红痢服之平。

黄荆子

主治：气痛发痧，散翳杀蛲。

---

① 蜀人谓蛔虫为"蛲虫"，"蛲痞"即由蛔虫所致消化不良而生痞积也。

诸般气痛用黄荆，每服一两酒炒吞。研为细末散云翳，叶治蟮疬精肉蒸。

此药根与子，功用皆同，散翳调蜜包眼上。

石枣子

主治：吼〔齁〕喘咳嗜，跌打损伤。

石枣子生石壁上，吼〔齁〕痛咳嗽功无量。跌打损伤也能医，清热化痰肺火散。

铁石子

主治：痒〔疬〕子，杨梅，腰背疼痛。

铁石子生石包上，瘰疬杨梅服即散。腰背疼痛立时瘳，男女头风也涤荡。

此药生于石壳之上，苗深二三寸，根下结实，如铁弹子。采取全株，炖甜酒服神效，一名铁泽兰。

草木生春

藤类八种

奶浆藤

主治：红崩白带，下乳吐乳，水泻血痢。

奶浆藤即珍珠草，红崩白带俱能好。水泻白痢皆能医，能发妇人乳汁少。

此药尚治小儿吐乳及淋症，俱妙。

小血藤

主治：通十二经，风湿麻木，跌打损伤。

钻骨风名小血藤，风湿麻木筋骨疼。跌打损伤为妙品（加大血藤），十二经络悉能行。

此药又名八仙草，能敷鱼口肿痛。

鸡屎藤

主治：小儿疳疾，妇女肺胃肝病。

大补元气鸡屎藤，妇女肝肺胃气能。小儿疳疾消虚气，疯狗咬伤散血灵。

无娘藤

主治：散痧发痘，补气祛风。

性甘味温无娘藤，能补血气祛风灵。散痧发痘疮淋洗，子研蒸肉治诸淋。

此药有二种，一生于山间，一生于豆上，以豆秆上者称佳。能光明眼，能治小儿疳，皆蒸鸡猪肝子服为妙。

母猪藤

主治：母猪风〔疯〕，黄肿病，肛门痛。

母猪藤治母猪风〔疯〕，五般黄肿有奇功。祛风散寒敷疮毒，肛门肿痛亦能通。

石南藤

主治：红崩白带，风湿麻木，性辛热。

石南藤即扒岩香，散寒补水把肾强。风湿麻木筋骨痛，红崩白带也为良。

排风藤

主治：一切风毒，瘰疬崩带。

排风藤能治惊风，一切风症有奇功。根治瘰疬和崩带，风火牙痛即时松。

草木生春

金刚藤

主治：筋骨痛，跌打伤，红白痢。

筋骨疼痛金刚藤，行血利水甚有灵。跌打损伤为要药，红白痢症效如神。

风类五种

三角风

主治：风湿麻木，筋骨疼痛，头痛风寒。

三角风生石树上，能治筋骨疼痛患。风湿麻木泡酒吞，熬水能洗诸疮烂。

此药能治头痛风寒症，生于石上者，专治跌打。

五皮风

主治：风寒咳嗽，惊风跌打。

五皮风即地五甲，专治风寒咳嗽达。跌打损伤也能医，小儿惊风亦可洽。

八角风

主治：舒筋合〔活〕血，风湿腰痛。

八角风即白金条，舒筋活血痛能消（白京〔金〕条根名曰龙须，专治手足抓痛①）。风湿麻木腰橄〔杆〕痛，

---

① 抓痛：抽挚疼痛如野兽撕抓。

草
木
生
春

手足拘挛难伸尻。跌打损伤筋骨折，接骨斗损〔隼〕功效高。

九节风

主治：跌打损伤，一切风毒。

九节风名大脚仙，跌打损伤可当先。风湿麻木筋骨痛，一切风毒煎洗鲜。

此药性大热有毒，内服宜轻用，能散周身风寒作痛，加搬倒甑佐之尤妙。

合虱风

主治：杀蛐虫，解烟毒，小儿疳。

野红萝葡〔卜〕合虱风，能解烟毒又杀虫。小儿疳气和疫气，化痰化气消肿毒。

陈艾叶

主治：通一十二经，止崩带血衄。

陈艾苦辛而温热，垂绝之阳能回得。逐散寒湿暖子宫，并走三阴理气血。通行十二脉络经，温中散玉〔郁〕止诸血。吐衄崩带调月经，安胎定痛奇妙绝。

此药愈陈愈妙，能治肚中疼痛，即活〔霍〕乱转筋，并治冷泻寒痹，更能杀蛇治癣。血热忌之。汤服止衄，皆宜生用。

附方：艾叶香附丸，专治妇女身冷百病。陈〈艾〉叶二两，用醋灸过，入云苓一大片，共和捣烂，加炒香附四两为末，共合〔和〕蜜丸，开水引，即妙。

金竹叶

主治：清火，化痰。

金竹一性味寒凉，清火解热又化痰。一切火淋皆可治，痰火脚疾更为祥。

侧柏叶

主治：吐血，肠风，痔痢。

侧柏叶专治吐血，养心安神除烦却。肠风下血和痔痢，能润肠胃干燥结。

慈竹叶

主治：发表散寒，治风温症。

慈竹叶寒止风温，发表邪寒也有功。气笋烧灰有妙用，肥疮脱肛亦照雍。

枇巴〔杷〕叶

主治：理肺气，止咳逆。

枇巴〔杷〕叶能消肺气，咳嗽气喘此药利。气逆气胀皆可使，去毛须用蜂蜜制。

柿子叶

主治：理肺气，止咳喘。

柿子叶利肺止咳，气逆喘嚼尤使得。能消气胀能散乳，柿蒂能治呕吐呃。

皮类六种①

铁牛皮

主治：跌打损伤，筋骨疼痛。

芜〔无〕花树即铁牛皮，其性大热风湿宜。跌打损伤与痒〔疡〕瘰，叶捣敷疮亦能愈。

此药花消水盅，叶敷疮痒〔疡〕，皮治跌打。

桑根皮

主治：消肿，止咳。

桑皮微寒性苦涩，专清肺气定喘咳。补中益气治漏崩，并治金疮水肿厄。

此树实名桑葚，味甘美，久蒸熟服，能黑须发，延年不老。

椿颠皮

主治：吐血下血，发表攻痘。

---

① 后附"白藓皮"一味，实为7种。

椿颠树名叫香椿，吐血下利〔痢〕皆有功。发表散寒攻痘疹，蜡气肚痛也能松。

臭椿皮

主治：一切血症。

臭春〔椿〕树乃野春颠，肠风下血如手拈。一切血痢去粗炒，凡属血症皆可兼。

黑〔核〕桃皮

主治：逐血下行，祛蜡治胃。

桃皮性燥味苦涩，筋骨疼骨〔痛〕皆用得。能使血脉往下行，蜡气胃痛皆能灭。

此果皮尚能戒洋烟。

夜合皮

主治：清肝明目，云翳火眼。

夜合皮清肝明目，退云翳解热光明。暴发火眼最为妙，其花蒸服更为奇。

以上皮药六种。

附：

白鲜皮

性苦味寒白鲜皮，脾胃湿热甚相宜。能入膀胱利水道，诸风痹黄此为奇。

中风加白薇。此药能通关部，治疥癣，女阴中肿，专治手足麻木不举。

龙虎类六种①

野油菜

主治：刀斧伤，久烂疮。

野油菜性辛味涩，刀砍斧伤俱妙绝。烂疮能使生肌口，沙〔砂〕糖捣敷免灾厄。

岩白菜

主治：吐血症，治血淋。

岩白菜味性寒苦，专治男女把血吐。猪肉煨服症能松，连服三次永安妥。

此药善治内伤，化痰化气，止咳止血。

水芹菜

主治：蛇伤妙用。

水芹菜淡善解毒，专治蛇伤为妙物。揉水搽之肿即消，捣烂敷之功甚速。

---

① 药以"龙虎"为名，以其功效奇特如龙盘虎踞，威力强大，实乃植物药，非动物药也。

过山龙

主治：崩带、吐血，腰痛、痒〔瘍〕子。

吐血须服过山龙，红崩白带功效雄。理气化痰疗腰痛，九子烂痒〔瘍〕有奇功。

八爪龙

主治：跌打损伤，筋骨疼痛。

跌打损伤八抓〔爪〕龙，筋骨疼痛功效同。叶捣能敷疮疡痛，风湿麻木一〔亦〕能客①。

搜山虎

主治：冷气痛，跌打伤。

搜山虎名满山香，胃寒气痛有主张。风湿麻木筋骨痛，跌伤吐血也能安。

以上共计一百四十五味②。

① "客"有"侵袭"之义，亦可理解为"战胜"。
② 实际应为 140 味。

草木生春

杂药类①

石泽南〔兰〕

主治：血凝肿痛，通窍利节。

性辛甘香石泽南〔兰〕，和〔活〕血散玉〔瘀〕舒脾良。能通九窍利关节，养血生肌把肉强。破宿调经症瘕散，产后沥淋腰痛难。吐血鼻衄头目痛，跌打痛肿尽呈祥。

此药乃女科、外科之圣品，专能行血分、破瘀、除症，消肿散毒。以紫色肉根者良。尚能泡油搽发，则不生垢，加水仙花除风尤妙。

桑寄生

主治：内伤要品，女科良药。

性平味苦桑寄生，背冷腰痛疗骨筋。补益内伤治胎产，女科内伤皆为君。

此药乃女科内伤之圣品，又能安胎孕，治产后血崩，

---

① "杂药类"包含药物共79种。

下妇乳，强筋骨，并治一切刀伤、麻木疼痛，具为神妙，桑树上者乃佳。

淫羊藿

主治：冷风麻痹，惊风劳咳。

淫羊辛香性甘温，入肝补肾命门通。冷风麻痹坚筋骨，惊风劳咳也有功。

此药有二种，以叶坚、梗硬、根石[①]、多须者入剂。异名仙灵脾，专治男子绝阳不起。女人绝阴不产，乃肾冷肢麻之圣药，宜羊脂拌炒过用，重用之尤妙。山药为使，得酒尤良。

土山药

主治：补脾肺，强心肾，治遗泄。

山药性甘而味涩，脾肺不足能补竭。能清虚热固肠胃，润皮化痰止痢泄。益肾强筋治虚劳，宁心养气健忘却。能治遗精并泄泻，补方妙品为至德。

此药有广、土二种，又能治温病、除湿气，捣烂能敷痈疽肿硬不化者良。

---

① 根石：根子坚硬如石者。

川萆薢

主治：祛风除湿，益肾通关。

芯〔草〕薢味平性苦甘，祛风除湿散痹寒。腰冷久痛能和缓，膀胱宿水也通肠。能活关节内死血，阳痿失溺亦为良。茎痛遗浊及痔漏，专固下焦益肾强。

此药有黄、白二种，以黄而长、边白虚弱①者良，苡仁为使，畏柴前胡。

天门冬

主治：虚劳骨蒸，滋肾润燥。

天冬甘苦性大寒，清金降火益水凉。滋肾润燥消痰渴，少阴太阴脏腑强。润泽肌肤利二便，肺痿痈肿咳嗽良。气短鼻塞胸腹肿，吐浓〔脓〕吐血服之祥。

此药尚治阴虚邪火痰涎之热渴，手足烧热痛者最妙。专治肺病玉〔郁〕热和肺痈妙。

麦门冬

主治：清肺热，解心烦，止咳热。

麦冬甘寒性微苦，强阴益精泻肺火。清心除烦又化痰，止咳润肺真效果。

---

① 虚弱：质地疏松脆弱。

此药专补肺金不足之虚火上炎者良，一寸长者尤佳。恶冬花、木耳、苦参、青箱〔箱〕子。

川续断

主治：补肝益肾，功效极多。

续断味苦性辛温，补肝益肾血脉通。调理筋骨疗跌打，破瘀生新又补中。并治胎漏和崩带，遗精泄血与肠风。痈疽痔漏肛门肿，能缩小便暖子宫。

附方：崩中带下，重用续断为君，加臭椿皮佐之，棕树根为使，肠风下血同亦①。汤好加陈棕煅灰，石燕煅末，冲服即止，重服则愈。

何首乌

主治：补肝肾，除风湿，敷恶疮。

味苦而甘何首乌，坚肾益精钦气多。补肝生血涩精水，祛风除湿恶疮敷。强筋强骨乌须颜，令人有子尾不孤②。

此药善敷痒〔疡〕子、瘰疬及一切恶疮。内服能治肠风下血、头昏耳鸣，俱效。

白牛夕〔膝〕

主治：补中益气，散瘀通经。

---

① 同亦：应为"亦同"。

② 尾不孤：意为后代得以延续，不会中断。

牛夕〔膝〕苦酸而性平，能降诸药往下行。生散恶血并瘕疾，心腹尿痛及血淋。熟则补中能益气，小便气虚闭胀淋。更能妙治经血闭，难产喉痹齿痛愈。

此药有红、白二种，用酒蒸为熟则专于补方内用。生捣能敷疮，又能退出竹木刺。生则泻火，熟则补肾，能强腰肾虚弱酸痛及久疟下痢者，并治阳痿失溺，脚软筋痹而拘麻，大补肝肾二经，尚治金疮折跌及一切痈疽恶毒，俱宜生捣敷妙。

红牛夕〔膝〕

主治：行气血，通经络，疗跌打。

红牛夕〔膝〕治跌打伤，能通血分气分良。止吐催生行血脉，淋沥崩带病能完。

此药有止血行血之妙用，广产者为淮夕〔膝〕。

土茯苓

主治：建〔健〕脾胃，除风湿，止泻痢。

甘淡而平土茯苓，能建〔健〕脾胃主阳明。祛风除湿止泻痢，筋骨拘挛及杨梅。瘰疬疮毒和肿痛，一切痈疽此药行。

猪苓专治水肿、湿肿、遗精、孕疟。

金石斛（止汗）

主治：瘫痪，白带，肾虚腰痛。

金钗草即金石斛，辛温味甘平无毒。左瘫右痪筋骨疼，肾虚腰痛白带服。

此药尚治回食病，能平胃，补虚劳，强脚力，疗自汗，皆为妙品。

马齿苋

主治：一切疮疥，痔癣。

性寒味淡马齿苋，专疗痔疮出血患。丹毒癣疹并肿痛，一切恶疮皆免难。

此药名九头狮子草，煎蛋服能止咳，并疗痔疮出血肿痛，外可敷之，连服即愈。外加九子连环草，专敷痒〔疡〕子，神效。

佛指甲

主治：清热消肿。

佛指甲名爪子草，味淡性凉清热好。退火消肿去热毒，专治蛇伤并犬咬。

黄金塔

主治：淋症止咳，筋骨热痛。

黄金塔是左篆藤，专治淋症止咳能。骨筋烧痛退痰火，转转藤也是其名。

一支箭

主治：诸疮痒〔瘪〕子，跌打损伤。

一支箭乃小青藤，痒〔瘪〕子诸疮甚有灵。跌打损伤亦奇效，更治蛇伤妙如神。

此药能状〔壮〕阳气，添精补水，并敷刀伤。

透骨消

主治：跌打损伤，风湿麻木。

透骨风即透骨消，跌打损伤功效高。风湿麻木筋骨痛，熬水内服外捣包。

刮金〔筋〕板

主治：筋骨疼痛，风湿瘫痪。

刮金〔筋〕板名走马胎，性热能除风湿灾。筋骨疼痛与瘫痪，五般食积能消开（以及气滞血凝俱妙）。

骨碎补

主治：风湿骨痛，跌打损伤。

骨碎补是石良姜，风湿骨痛为妙方。止痛生肌能告口，更治一切跌打伤。

地柏枝

主治：痔疮出血，烫伤咳嗽。

地柏枝专解热毒，痔疮出血为要物。更能疗治烫火伤，一切咳嗽俱可服。

附方：烫火伤，加桃树皮（吊〔钓〕鱼竿尤妙）煅为末，调香油搽。

马皮包

主治：口疮喉症。

马皮包菌名菜菰，清肺解热毒能除。一切口疮咽喉症，烂疮湿热撇〔捵〕之无。

老君须

主治：痒〔瘰〕子，疝气，白带，鼻衄。

老君须即婆婆针，包贴痒〔瘰〕子敷毒根。能止鼻血消疝气，白带头昏涂疥痕。

千里光

主治：痔漏痈疽，眼目光明。

性平味苦千里光，眼雾能明有妙方。一切诸疮熬膏用，痔漏痈疽最适端。

暴格蚤①

主治：女科要药，吐血凉咳。

暴格蚤子女贞实，妇科要药君须识。吐血凉咳叶炖服，性热味寒本中立。

隔山撬

主治：益气状〔壮〕神，消积下乳。

隔山撬味寒气苦，能消食积能下乳。补中益气壮精神，小儿疳积亦皆可。

开喉箭

主治：喉火牙痛，女人白带。

开喉箭如万年青，专治喉火痛为君。女人白带也能治，牙痛面肿速煎吞。

---

① 暴格蚤：蜀人谓跳蚤为"暴格蚤"，以其甚爱跳跃也，此指女贞子树之籽实。

九到〔道〕箍

主治：疔疮恶毒，痈痛痔漏。

重姜名叫九到〔道〕箍，疔疮恶毒磨醋敷。无名肿毒和痔漏，内治惊痛小儿科。

水按〔案〕板

主治：火眼白带，胀盅痒〔疬〕子。

水按〔案〕板性凉温味，能贴火眼消肿兑①。能治白带经不行，更疗胀盅痒〔疬〕子溃。

此药治带功著，加藕节佐之尤妙。

红浮漂

主治：卅六种风，瘫痪风丹。

红浮漂能内外用，红白风丹搔〔瘙〕痒痛。能治三十六种风，左瘫右痪甜酒冲。

小黄秧

主治：九种气痛，头风痢疾。

---

① 消肿兑：意为消除肿痛，使之痊愈。该句中"性凉温味"应为"性凉味温"。

千年矮是黄秧木，九种气痛为要物。红白痢症及头风，一切风湿俱可服。

臭牡丹

主治：大补中气，止咳和带。

臭牡丹即矮童子，补中须炖乌骨鸡。女补气虚和白带，建〔健〕脾止咳效如神。

此药宜用根皮，大补妇女之虚劳咳嗽。

老鼠茨〔刺〕

主治：风火牙痛，火眼云翳。

老鼠茨〔刺〕根清火毒，能噙风火牙痛木。熬汁能点云翳雾，解热清经为要物。

水灯心〔芯〕

主治：清心利水，涂痔疮。

水灯心〔芯〕味淡而平，清心利水效有灵。煅灰能吹喉痹症，小儿扯惊服即宁。

土薄荷

主治：专清风热，发散凉寒。

土卜〔薄〕荷专清风热，能开耳目鼻窍塞。消积下气
疗活〔霍〕乱，外敷诸疮恶毒洁。

此药更能洗痘毒发痒〔痏〕。

钓鱼竿

主治：烫火诸疮，止咳蜡疳。

久咳须宜吊〔钓〕鱼竿，能治烫伤消肿良。口嚼敷疮
生肌肉，更能撊〔掞〕干黄水疮。兼散云雾遮精目，善治小
儿病蜡疳。

佛顶珠

主治：蛇伤火疔，诸般淋症。

佛顶珠治蛇咬伤，更治一切火疔疮。诸般淋症皆可用，
尚敷未老先白疮。

此药泡酒，能搽一切肿痛，神效。

露蜂房

主治：阴症〔证〕疮疡，固齿杀虫。

露蜂房专疗阴症〔证〕，祛风固齿杀虫菌。煎水能洗诸
疮痒〔痏〕，酒炒能包头风病。

向日葵

主治：头风昏晕，红崩白带。

向日葵饼治头风，头风昏晕有神功。红崩白带用根治，炖肉服之即能松。

随手香

主治：周身筋骨痛。

随手香名路边香，周身筋骨痛仙丹。醪糟煎服甚灵效，再加一些水茴香。

水茴香

主治：消水肿，行血脉。

水茴香生田汉草，专消水肿此药好。能通周身血脉气，男女同用是为宝。

山当归

主治：瘰疬痒〔疬〕子，肠风下血。

山当归名蜘蛛香，瘰疬痒〔疬〕子甚相当。肠风下血疮科妙，筋骨麻痛木皆安。

珠〔朱〕砂莲

主治：跌打损伤，发痧吐血。

珠〔朱〕砂莲名透水雷，头黄色赤味苦回。跌打损伤为贵品，发痧吐血牙痛颏。

此药产于四川莪〔峨〕山一带，广出。

水黄莲〔连〕

主治：红白痢症，黄疸吼〔齁〕喘。

水黄连在水边生，红白痢症用全根。五般黄疸和吼〔齁〕喘，清热解毒效非轻。

八角莲

主治：口鼻咽喉一切疮毒。

八角连〔莲〕名叫金魁，味苦含毒把风追。能治口鼻咽喉痛，一切疮毒皆可隳。

此药根炖肉服，叶煎蛋服，皆能治内伤。

地胡椒

主治：牙火痛，杨梅疮。

胡椒草名鹅不食，火牙噙之为第一。杨梅疮痒〔疡〕和烟毒，外敷耳后脱翳疾。

草木生春

此药有引火归垣〔元〕之妙。

红藿麻

主治：跌伤吐血，头风湿气。

红活〔藿〕麻能止吐血，头风湿气皆治得。跌打损伤用根炒，酒泡服之功不竭。

红麻颠

主治：专消久虚水肿。

红麻颠是野猪草，专消水肿为妙宝。糯米黄蜡煮粥吃，一服之后即能好。

此草多生于地边，叶紫而纹皱，无芒刺。

石菖蒲

主治：风湿活〔霍〕乱，开窍散寒。

石蒲能治冷气痛，散寒开窍解烦闷。一切风湿效如神，活〔霍〕乱吐泻也通用。

齐头蒿

主治：五劳七伤，寒火结胸。

齐头蒿性味温凉，寒火结胸发颠〔癫〕狂。五劳七伤皆为妙，痔漏下血也为祥。

淮木通

主治：跌打损伤，利水通淋。

横行肩背淮木通，利水通淋有大功。行气清火百发中，跌打损伤亦能松。

地阳〔羊〕鹊

主治：五劳七伤，头晕吼〔齁〕咳。

清肺理脾地阳〔羊〕雀〔鹊〕，头晕吼〔齁〕咳用得着。五劳七伤血衄虚，吼〔齁〕痼哮喘为妙药。

此草形如细藤，多生于熟地之间。

水皂角

主治：蛲疳肚胀，黄痧走胆。

水皂角味淡苦酸，小儿肚胀此先当。能医胀蛊消虚气，黄痧走胆及蛲疳。

红姑娘

主治：热毒痔疮，心肺实火。

红姑娘甜苦性凉，能解热毒疗痔疮。心肺二经实火盛，一服之下即能安。

过路黄

主治：安胎种子，红白泻痢。

过路黄名毛脚鸡，安胎种子最为奇。红白痢症加倍用，小便热结皆可医。

此药又能治饿内伤，通妇乳，炖肉服。

土巴戟

主治：补元精，壮筋骨，遗精，白带。

土巴吉〔戟〕乃秤砣根，强筋壮骨补元精。红崩白带和痢症，更止遗精小腹疼。

捆仙绳

主治：跌打伤损，痒〔瘍〕子诸疮。

捆仙绳治跌打伤，能医痒〔瘍〕子及诸疮。痈疽发病最为妙，更消面肿与牙喹①。

二郎剑

主治：内伤跌打，开关通窍。

清心利肺二郎剑，跌打损伤人钦羡。活血消瘀壮筋骨，益精养神身康健。

————————————

① "牙喹"指牙齿松动肿痛。

金腰带

主治：腰脊痛，痰火脚[①]。

金腰带名赶山鞭，行气和〔活〕血入丹田。腰脊疼痛除湿热，脚气痰火效如仙。

铁扒头

主治：五劳七伤，筋骨疼痛。

铁扒头苦性微温，五劳七伤有奇功。内伤跌打为圣品，散寒除湿又祛风。

此药乃跌打劳伤之贵药。炖肉蒸鸡极效。

铁扒海

主治：跌打损伤，逐瘀生新。

铁扒海是损伤药，生伤跌蹼〔扑〕冲酒活。引药剂中亦高强，唯有孕妇不可服。

此药为跌打之名品，如新伤者揉叶冲酒甚佳。

搬倒甑

主治：内伤腰痛。

① 痰火脚：因痰热与火邪为患导致双脚红肿疼痛。

草
木
生
春

搬倒甑治腰橄〔杆〕痛，跌打损伤有妙用。肾虚盈闪①也能医，专行经络走血分。

倒竹伞

主治：跌伤吐血，产后血积。

倒竹伞乃茨颠生，祛瘀生新又壮筋。妇人产后为妙品，男子劳伤吐血吞。

蓝布裙

主治：祛风化痰，清肺止咳。

蓝布裙性味苦甘，清肺止咳化风痰。气火瘰疬为妙用，祛风散寒即时安。

小坝王

主治：跌打损伤。

竹节连珠小坝王，跌扑损伤妙无防②。并治盈闪筋骨痛，强气壮力是仙方。

一朵云

主治：补中益气，头昏脑痛。

———————————

① 肾虚盈闪：意为肾虚腰痛，不能屈伸，行动困难。
② 无防：无比也。

一朵云名独脚〔角〕蒿，补中益气明目昭。头昏脑痛称为妙，膀胱疝气也能消。

此药善能补肾虚、健步履、接骨节，俱妙。

白茄根

主治：祛风湿，除痰火。

白茄根子去〔祛〕风良，下焦湿热功用强。痰火脚痛最为妙，秘法取齿是奇方。

叶卫珠

主治：内伤跌打，刀伤生肌。

叶卫珍珠万年青，刀伤生肌最有灵。内伤跌打俱为妙，泡酒吞服效如神。

茨〔刺〕萝葡〔卜〕

主治：强脚力，壮阳神。

茨〔刺〕萝葡〔卜〕即牛吞口，膝软无力此为首。五劳七伤炖肉吞，大状〔壮〕元阳身不朽。

管〔贯〕仲〔众〕

主治：发班〔斑〕疹，疗崩带，杀虫止衄。

管〔贯〕仲〔众〕味苦性微寒，能解邪热崩带良。产后血气肚胀痛，发班〔斑〕症瘕痈疹尝。

木　通

主治：通九窍，利膀胱，能和〔活〕血脉。

木通甘淡性轻清，通心降火清肺金。下通大小膀胱腑，导其湿热出便阴。生津长液通九窍，血脉关节与周身。拘挛淋沥心烦热，行经催产止诸疼。

赤　芍

主治：通经破血，火眼肠风，疝痢消肿。

赤芍味辛苦微甘，能泻肝火目赤良。专散恶血通经闭，坚积症瘕腹痛难。肠风痈肿血痹疝，破血治痢消肿强。

白　芨

主治：跌打损伤，吐血皮破。

白芨辛苦而性涩，跌打损伤并骨折。逐瘀生新去腐垢，手足破裂和吐血。

天　麻

主治：风晕惊痫，益气强血，壮筋骨。

性辛味温明天麻，行肝益气强血佳。能壮筋骨悚〔疏〕痰气，诸风头眩眼黑花。言语不遂风痹湿，小儿惊痫也堪夸。更能疗蛊治瘫痪，益气强筋甚不差。

川　芎

主治：交通血气，补肝润脾。

川芎味辛性气温，血中气药有元功。交通阴阳散诸玉〔郁〕，助引清阳上顶中。补肝润脾能引胆，搜风散瘀调经崩。上行头目下血海，头痛之君逞神通。

当　归

主治：疗血总司，血家百病。

当归味辛气甘温，血家百病为首功。血痨血热咳逆涌，血痢痈疽亦皆通。养血生肌能止痛，妇女经血百病中。温疟腰寒及头痛，痿痹症瘕无汗风。

生　姜

主治：调中开胃，发表散寒。

生姜味辛而性温，发表散寒又调中。解玉〔郁〕开胃宣肺气，消痰化气治伤风。鼻寒咳嗽和呕哕，表寒散气最有功。

此药佐大枣能益脾胃。按生姜、半下〔夏〕能救暴卒，能疗狐臭，能擦冻疮，能解南星、半下〔夏〕之毒，并解草菌和野禽之毒。

射 干

主治：泻实火，散肿玉〔郁〕。

射干苦寒性有毒，能泻实火散肿玉〔郁〕。消除厥阴之痰积，喉痹咽痛为要物。便毒症瘕散疟母，利肠通经明眼目。

此药尚治痰火结并，咳嗽连连者妙。又治疯狗咬伤，炖甜酒服即解。

乌 药

主治：女人血气滞，小儿蟠气攻。

川产乌药性辛温，能窜脾肺入肾中。悚〔疏〕通胸腹邪逆气，霍乱吐泻有奇功。并治女人血气滞，小儿蟠气蛔虫攻。兼疗猫犬诸百病，疮疖疥癫一扫空。

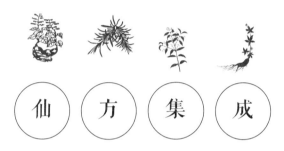

仙　方　集　成

草木生春 · 仙方集成

男子内伤损跌补益虚劳　　第一仙方

铁扒头一个　　玉竹参一两　　金腰带五钱

石泽南〔兰〕五钱　　白龙须六钱　　过山龙八钱

一朵云七钱　　一支箭五钱

此方专治五劳七伤，诸虚百损，一切内伤，俱妙，
或泡酒，常夜服一杯，或汤末冲酒每服一两。如遇生伤
跌折吐血者，则加白芨末、侧柏叶、倒竹伞末冲童便，
和此药服即妙。

内伤跌打　　第二方

川续断一两　　还魂草七钱　　小血藤六钱

一支箭（主根）　　红酸浆草五钱

熬水冲甜酒服。

跌伤　第三方（跌伤肿痛）

透骨消一两　九节风五钱　地五甲十二根
白京〔荆〕条根一两　石良姜一两
石泽南〔兰〕四钱
（加白龙须能接骨）敷蒲黄，能止血定痛。
右方熬水冲童便、甜酒服，即能消肿止痛。

内伤　第四方（筋骨腰膝痛）

铁牛皮六钱　白茨根一两　五贝〔倍〕子根一两
牛王茨根五钱　野红花三钱　土巴吉〔戟〕一两
熟牛夕〔膝〕一两
能补腰肾，泡酒熬服俱妙。

内伤　第五方（止心嚅吐血）

马吝花五钱　搜山虎五钱　珠〔朱〕砂莲五钱
金刚藤三钱　红活麻根四钱　齐头蒿一两
淮木通五钱　捆仙绳三钱　观音莲三钱
石枣子二钱　大红袍五钱　倒竹伞八钱
熬水服即效。

跌伤外敷方　第六方

红牛夕〔膝〕　白龙须　红茨龙（根皮）

透骨消　　接骨丹　　一朵云　　一支箭　　川续断

地五甲　　生白芨　　茄麻头　　漩麻根

右方共捣烂，加酒一些，包之，能消肿止痛、接骨生肌。

五劳七伤药酒仙方　　　第七方

玉竹参七钱　　大百合六钱　　川续断五钱

石泽兰四钱　　一朵云八钱

茨〔刺〕萝葡〔卜〕七钱　　母金藤（根皮）四钱

红牛夕〔膝〕三钱　　小坝王一钱　　二郎剑一钱

大红袍三钱　　红酸浆草一钱　　红巨巨藤一钱

土巴吉〔戟〕五钱　　过山龙三钱　　铁牛皮二钱

威灵仙一钱　　银〔淫〕羊合〔藿〕一钱

金腰带一钱　　倒竹伞一钱　　翻天印一钱

舒筋草一两　　搬倒甑二钱　　五通①各一钱

五甲②各一钱

共三十三味，俱齐为妙。

右方泡净酒五斤，每夜常服，专治一切内伤、心嘈、膝软腰痛、五劳七伤，诸虚百损，神效。

---

① 五通：木通、血木通、通草、通大海、通骨消。
② 五甲：刺三甲、刺五甲、穿山甲、龟甲、鳖甲。

劳伤炖肉　　第八方

金魁莲一节（勿多用）　　黄姜笋一支（嫩的）

银〔淫〕羊合〔藿〕一块（家栽）

茨〔刺〕萝布〔卜〕三株（用头）

如吐血，则加搜山虎、岩白菜，炖肉服即愈。

又一方：五牛散炖肉服，亦妙。如左：

牛吞口（生用）　　牛蒡根　　牛王茨

牛夕〔膝〕头　　牛耳大黄（轻用）

以此五味炖服，能补内伤。①

妇女调经散郁妙方　　第一方

续断一两　　泽南〔兰〕八钱　　铁马鞭五钱

王不留行四钱（此二味有包则重用）　　桑寄生三钱

益母草一两　　陈艾叶引（金针花亦能通经）

见崩带加夏枯草、夜关门引。有包块则用牛夕〔膝〕、红花引。如体虚者，加当归身、笔筒草引。此方能破血通经，更能下乳催产，唯孕妇忌服。若经血停后，气滞胀涩，则加木通、乌药服即妙。

---

① 本方由五味名称俱有一个"牛"字的药物组成，炖服，闻疗内伤极效，故名"五牛散"。

奇验方：通经破血，单用月月开即粉棠花也，炖甜酒服即行。状〔壮〕胎保孕，单用粉棠花果实炖猪肉服即妙。

调月经   第二方

赤芍一两   红花三钱   血精草五钱   铁线草四钱

墨斗草五钱   羊合头一两

黄泡茨根一两（能破气闭）   月月开根七钱

石榴花五朵   气桐、桃子各三枚引

用粉棠花七朵引尤妙。

调经种子   第三方

过路黄一两   白薇根一两   当归五钱

白芍五钱   续断八钱   淫羊合〔藿〕一两

土山药一两   陈艾芮三钱

此方宜煮醪糟服，冲甜酒服亦可。

开孕种玉①   第四方

当归一两   川芎七钱   血精草五钱

① 玉：子女之意。

鸳鸯草五钱　　过路黄一两

未开刀①棕子花炖肉服。

此方专治月经不调，从未开怀者服之即能怀孕。

开怀置孕　　单方第五

花王白牡丹一朵，炖猪腰子服即孕。

一方：黑素兰花三孕〔朵〕，蒸猪肝子服亦妙。

妇女崩带症　　第一方

益母草六钱　　陈艾茸〔绒〕三钱　　川续断一两

墨斗草五钱　　奶浆藤五钱　　扒岩香三钱

红茶花七朵

腰痛者加金石斛五钱。

右方专治妇女经常红崩白带者，炖子鸡服。如当时血崩者，用夏枯草引，以陈棕煅灰冲服童便即止而愈。

止红崩白带　　第二方

白茶花五朵　　指甲花三钱　　马豁花三钱

野红花三钱　　排风藤五钱　　梦花根四钱

菊花根五钱　　菖蒲头一根　　鸡冠花三朵引

---

① 未开刀：意为"未开放"，"未开刀棕子花"即尚未开放的棕子花。

白带加白花，赤带加红者，炖猪肉服，或炖子鸡亦妙。

单治白带症　　第三方

臭牡丹一两（根和皮）　　老君须三钱　　开喉箭五钱

羊合头一两　　粉棠花七朵　　冬苋菜根一两

附方：米汤菜一味，煮白糖服，专治白带。

向日葵根一两，白鸡冠花三朵，生大白果卅个，米汤草一把，炖猪肉服即愈。

专治白带　　第四方

芙蓉花七朵　　棋盘花五朵　　向日葵根一两

白玉簪花三枚　　过山龙五钱　　猪鬃草三钱

土巴戟一两　　烟〔胭〕脂花三钱　　白芍药八钱

右方炖白鸡母①服即效。

白带单方　　第五方（连服二三次即效）

白玉簪花根一大个，炖甜酒服即愈。

白玉簪花煮劳〔醪〕糟服即效。

一方：雪灵芝为末，煮劳〔醪〕糟服。

---

① 白鸡母：白色母鸡。

妇乳仙方　　第一方（生血下乳）

全当归一两　　奶浆藤五钱　　川芎三钱

王不留行三钱　　斑鸠子一株

隔山撬一大根（头）　　花通根五钱

炖猪肉服，即多乳汁。

下乳汁单方　　第二方

穿山甲一大片，火炮成珠①，研细冲酒服。

乳被儿吹方　　第一方

尖贝二钱　　白芷二钱

共为末，冲酒服即消。

乳被吹肿　　第二方

净银花一两　　地丁草一两

煎水服，渣敷乳。

乳被儿吹　　第三方

单方：用地五甲一把，炖酒服，立愈。

----

① 火炮成珠：将穿山甲鳞片置于瓦片上，其下用火烘烤，甲片受热卷曲，称为"甲珠"。

乳痈神效方　　第一方

大瓜蒌连子一个（用纸包浸水烧熟）　　角参三钱

归尾二钱　　川芎三钱　　木通三钱

丝瓜壳（半截煅为末）

右方熬好，净银花四钱引，酒冲丝瓜灰服，外贴蒲阳光明膏，即愈。

乳痈秘方　　第二方（散服）

陈腐鹿角五钱（煅）　　尖贝母三钱　　山甲珠一大个

丝瓜壳半个　　瓜蒌壳一个　　当归三钱

川芎三钱　　台乌三钱　　官桂二钱

共为末，冲甜酒服妙。

回乳妙方（乳妇禁服）

神曲一两，煮干青菜服，即无乳也。

九种气痛　　第一方

紫芝菌一味，炕干为末，冲酒服立愈。

九种气者，乃心气、肝气、肺气、胃气、肾气、冷气、痧气、蟛气、疝气，为〔谓〕之九气。

一切气痛　　第二方

乌药一两　　蒲黄五钱　　还魂草一窝

笔筒草三钱　　了〔蓼〕子草五钱　　矮茶风三钱

右方共为末，每用一钱，冲开水服。

九种气痛　　第三方（加官桂、木浆子妙）

芭蕉花一个　　黄荆子一两

吴于〔萸〕子四钱（二子根同）

小茴香八钱（根子同）　　大百合七钱

小黄秧五钱　　香通三钱

右方共〈为〉末，冲甜酒服，其痛立已。内加八月瓜根、石菖蒲头、木通根各三钱，尤妙。

小儿科

痒毛疔胸坎痛　　　一方

了〔蓼〕子草、蛇泡草各一两，煎水服即止。

取痒毛〈疔〉方：以人头发和灯草心〔芯〕揉清油捆^①之妙。

---

① 捆：扎紧。

小儿蟶疳妙剂　　第一方（后补一方）

杀虫散：

乌药五钱　　乌梅五个　　管〔贯〕仲〔众〕三钱

合〔鹤〕虱四钱　　吊〔钓〕鱼竿八钱

南〔兰〕草根四钱　　吴于〔茱〕根七钱

春〔椿〕颠皮六钱　　黑〔核〕桃皮五钱

苦炼〔楝〕子一两　　天炮〔泡〕子九钱

水皂角七钱（金弹子尤妙）

右十二味共为细末，每服三钱，糖开水引。或以黄糖作丸，加桃树虫矢①，或煎蛋，俱妙。

小儿食积饱胀　　第二方

则〔侧〕耳根　　鱼鳅串　　马蹄草　　冬瓜皮

甜茨菰　　茨〔刺〕梨子　　隔山撬　　土茯苓

生姜　　菖蒲　　卜〔薄〕荷　　山药

各等分。右药一十二味，共为细末，调米汤和白糖开水，每服三钱，能建〔健〕脾消食（□积加教梨根）。

小儿疳疾　　第一方

土山药二两　　儿疳药一两　　鸡屎藤五钱

---

① 桃树虫矢：桃树虫的粪便。

铁海椒五钱　　水皂角五钱　　水莲参七钱

右方炖猪肉服，三次即愈。或为末，蒸猪肝子服数次，亦妙。此方能消疳状〔壮〕体。

小儿疳疾　　第二方

星袖〔宿〕草一两　　天泡子一株

刺〔茨〕梨子七个　　隔山撬八钱　　野红豆六钱

七人子五钱

右方共为末，蒸鸡蛋服，猪精肉亦好。

小儿疳疾　　第三方

疳疾药一两　　无娘藤七钱　　野红豆五窝

七人子根七根　　清咽草根三根

猪必〔鼻〕孔根一把　　野棉花根五钱（火烧）

右方炖猪肉服，三次好。

疳疾散　　第四方（端午采）

则〔侧〕耳叶一两（干）　　水盐菜一两

四盐菜一两（干）　　星袖〔宿〕草一两（干）

水皂角一两（干）

共为细末。右药末一剂，或蒸猪肝、或蒸精肉均妙。

刀砍斧伤（生肌接指方①）

鸡儿苔一大窝（此草为君，其形与细厥一样。然而全株细嫩无有毛衣，味甘香而鲜美。采之烹食，气味尤如鸡般美）　　剪金花（取嫩叶）　　白茨颠

吊〔钓〕鱼竿（采叶）　　一支箭

牛夕〔膝〕叶（红白俱要）　　铁线草（野油菜）

生扯龙（用叶）　　白芨头（去□）

右九味捣烂阴干，□宜端午采其叶，捣极烂。每用少许，研末撖〔掺〕伤处，能接骨止血生肌。

风湿瘫痪

筋骨疼痛　　第一方

川续断一两　　石菖蒲一两　　山当归一两

随手香一两　　白茨根一两　　铁牛皮一两

搜山虎五钱　　小黄秧四钱　　透骨消三钱

泡酒夜间常服，可加指甲花根。

左瘫右痪　　第二方

红浮漂一两　　刮金〔筋〕板一两

白京〔荆〕条一两　　九节风七钱　　扒岩香六钱

---

① 刀砍斧伤归入小儿科条目内为原文如此。

指甲花根一两　　三轮草三钱　　金石斛八钱

老鹳草五钱

以上九味，初中时则为末冲酒服，病久者则宜泡酒，每次醉服①，并治半身不遂。

风湿麻木　　第三方

小血藤一两　　伸筋草五钱　　舒筋草五钱

老鹳草一两　　筋骨草六钱　　净银花八钱

土山药一两　　淫羊合〔藿〕四钱　　八爪龙一两

右方熬水冲酒引。

筋骨烧热痛　　第四方

苦参二两　　玄参一两　　土〈茯〉苓一两

竹茹一两（水竹、苦竹为妙）　　竹沥水一杯

何首乌五钱　　黄金塔一两　　乌梅七个

右方熬汤，每服冲竹沥水引。

劳热骨蒸　　第五方

牡丹皮一两（有汗重加）　　地骨皮一两（无汗重加）

白芍药七钱（有汗重用止汗）　　香花子八钱

---

① 醉服：多喝一些。

右方熬水服。如大热者加生石羔〔膏〕、夏枯草引。如脚下痰火痛，加白茄根六钱（止汗加法下〔夏〕）。

头风晕痛　　第一方

大力根一两　　菊花根一两　　韭菜根八钱
何首乌七个　　芭蕉花五钱（蕉头亦可用）
三角风引

头风单方　　第二方（疗风凉）

马蜂包一个，酒炒包之。或用醋炒包亦好。

又方：荆芥、卜〔薄〕荷各二两，火酒炒热包之，荞壳亦妙。

以上为取〔祛〕风法，然宜多次换包乃愈。

男子头昏　　第三方

玉竹参三钱　　一朵云一两　　向日葵饼一个
地羊鹊一两　　法半夏三钱　　卜〔薄〕荷引

女人头昏晕　　第四方

益母草（血风昏）　　猪棕〔鬃〕草（白带昏）
夏枯草（产后晕）　　红花（产后昏）
天麻（气血虚）　　白果（带晕）　　白菊花七朵引

手足拘挛　　中风第一方（鸡爪风）

玉竹参一两	金银花九钱	明天麻一两
香花子八钱	土茯苓一两	野葡萄根六钱
桑寄生七钱	白龙须八钱	小血藤五钱
金石斛四钱	牛吞口五钱	随手香八钱

酒泡醉服即愈。

歪嘴偏风　　第二方

正颜丹：白芷五钱，大活四钱，共为末，蜜丸如弹子大。每服一丸，嚼茶清引。

眼　　目

中歪嘴风　　　第三方

全蝎三钱（炕干）　　　射〔麝〕香三钱

共为末，甜酒冲服三次。

目雾云翳　　　第一方

星袖〔宿〕草	老鼠茨〔刺〕	华〔铧〕头草
夜合皮	虫退〔蜕〕	龙衣　木贼

煎好先气后服①。

单方：地胡椒捣贴耳后，翳子自落也。

一方：星袖〔宿〕草揉塞鼻内，翳子亦落。

火眼目痛　　第二方

玄参三钱　　赤芍五钱　　挖耳草一根

芙蓉花五朵（观音连〔莲〕亦妙）　　龙胆草二钱

白菊花（并治眼晕）

煎水服。

火眼单方：老鼠刺〔茨〕根皮熬清油，点即好（水按〔案〕板叶能贴火眼）。

目痛妙剂　　第一方

石泽南〔兰〕五钱（目疼）　　夏枯草四钱（珠痛）

苍耳子（目疾）　　明天麻五钱　　独角蒿四钱

煎服即效。

牙目痛

眼目流泪　　第二方

玉竹参八钱　　观音草五钱　　龙胆草三钱

① 先气后服：用药汤热气薰眼睛，再喝药汤。

苍耳叶三钱　　车前草引

补肾明目　　第三方

一朵云一两　　稀〔豨〕茜〔莶〕草八钱（蒸露）

益母草三钱　　韭菜根七钱　　菖蒲一节

射干五钱　　前仁四钱

右方共为末，蒸猪肝子，服九次光明。

牙齿痛症　　第一方

金银花五钱　　排风藤四钱　　开喉箭三钱

老鼠茨〔刺〕三钱　　玉簪花四钱　　金弹子七个

珠〔朱〕砂莲一钱

各等分，牛王茨根引。

噙牙齿固　　第一方①

何首乌（连根）　　露蜂房（连子捣噙）（能坚齿）

噙牙杀虫　　第二方

野胡椒（捣噙）　　花椒叶（噙）　　马桑根（捣噙）

---

① 此方与上下两方相连，故应为"第二方"，下一条"噙牙杀虫"
应为第三方。

咳嗽吐逆妙方

热咳吐脓血　　第一方

玄参七钱　　天冬一两　　寸冬九钱　　射干五钱

水竹茹一团（引）　　矮茶子（治咳血）

肺痿劳咳　　第二方

百合一两　　淫羊〈藿〉七钱　　贝母五钱

玉竹参八钱　　乌梅五个（治久咳）引

风寒咳嗽　　第三方

地五甲　　官桂皮　　桑柏皮

枇芭〔杷〕叶（去毛蜜制）　　子〔紫〕苏引

头晕加法下〔夏〕。

一切杂咳　　第三方①

生姜（凉咳）　　暴格蚤（凉咳）　　观音莲（痰咳）

石枣子（吼〔齁〕咳）　　金沸草（盐咳）

八月瓜根（风湿咳）　　茨龙棒　　五贝〔倍〕根

---

① 该方应为第四方。

老人头　星袖〔宿〕草

皆能止咳。

妇者久咳不愈方

白芍须子、吴于〔萸〕根重用，熬服，立好。

失音能发（专治音闭）

升麻三钱　柯子一个（炒）　法夏三钱

菖蒲一块　花通根引

生鸡蛋调蜂蜜，开水服尤妙。

瘰疬痒〔疬〕子　　第一方

土〈茯〉苓一两　玄参八钱　银花　车前

水仙（包）　一支箭（包）　排风藤　过山龙

内服外敷。

痒〔疬〕子服敷　　第二方

百节参（包）　捆仙绳　何首乌（包）

南〔蓝〕布裙　老君须（专包）　苦荞头引

内服外敷。

九子烂痒〔疡〕 第三方

铁石甲（炖酒糟服即愈） 水绿葱（包）

水按〔案〕板（包） 铁牛皮 吊〔钓〕鱼竿

挖耳草 地黄瓜 华〔铧〕头草 马桑根（皮）

五贝〔倍〕子（根皮） 茨龙棒（根皮）

右方为末，调梦口水①搽，神妙。

失血吐红（兼鼻衄）

止吐血症 第一方

天门冬九钱 石泽南〔兰〕六钱 矮茶子七钱

湖广草四钱 暴格蚤叶八张 扁柏叶三钱

右方煎水冲百草露引。

吐血症治 第二方

搜山虎（治打伤吐血） 黄泡茨根

茨〔刺〕梨子根 椿颠根皮 苏毛草根

红藿〔活〕麻根

熬水冲童便服。血结〔竭〕尤妙。

---

① 梦口水：梦中流出的口水。

草木生春

治吐血症　　第三方

红茶花（七星七朵）　　棋盘花

玉簪花（俱宜红花）　　柏树子九颗　　岩白菜

鹿衔草（此二味极妙）

珠〔朱〕砂莲（单蒸蛋、肝子俱妙）

右方炖猪肉服，永不发。

止鼻衄血　　妙方

老君须　　石泽兰　　陈艾叶　　韭菜根

春〔椿〕颠皮　　臭椿皮　　毛草根

煎水。外研麦灰炮、百草双〔霜〕、煅青丝，冲服。又用金墨①搽山根②上，其血立止。如不止者，则用大蒜捣包脚心则愈矣。

黄痧走胆　　神妙方

星袖〔宿〕草　　花茵陈　　龙胆草　　水黄莲〔连〕

水皂角

煮醪糟服即愈。

---

① 金墨：优质墨。

② 山根：鼻端也。

腰膝软痛症　　第一方（后方软脚风、痛楚症）

玉竹参一两五　　一朵云一两　　金石斛七钱

熟牛夕〔膝〕一两　　川草薢八钱　　牛蒡根一窝

右方炖肉服，专治肾虚、腰膝酸软、疼痛无力。此能健脚步、能强腰力，甚妙。

外加牛吞口，专治脚软，极效。

风湿腰痛　　第二方

牛王茨根　　八月瓜根　　过山龙　　金腰带

各一两，炖甜酒服即效。

五劳七伤痛（诸虚损腰痛）

玉竹参二两　　山药二两　　铁扒头一个

地羊雀〔鹊〕一两　　齐头蒿一两

炖猪心、肾服，神效。

此方能治五劳七伤、应节气、腰脊骨痛，妙。

膀胱疝气　　第一方

川苤〔草〕薢（兼治失尿、阳痿、茎痛为高）

八月瓜根　　小茴香根　　吴于〔萸〕根　　水绿葱
伸筋草

右方专治疝气胀痛，炖甜酒服。

疝气胀随〔髓〕　　第二方

一朵云五钱　　马㚛花五钱　　金铃子二两

器〔气〕桐子三个　　器〔气〕柑子五个

阴桃七个　　木通四钱

右方入猪尿包①内，炖极熟服。此方专治一切疝气，七种内外疝和偏随〔髓〕疝桃②。

走肾风肚痛　　妙方

双肾草　　鸡肾草　　榻〔橘〕红　　榻〔橘〕核

荔枝核　　阴桃　　器〔气〕柑　　合〔藿〕香

马兜铃

熬甜酒引。

小儿走肾，须灸尾闾骨七节七状〔壮〕③，缩阴须灸丹田七状〔壮〕，内服理中汤，加胡椒、肉桂、吴于〔萸〕即妙。

---

① 猪尿包：猪膀胱。
② 偏随〔髓〕疝桃：一侧睾丸缩入腹内形成的疝气。
③ 状〔壮〕：粒也，针灸学量词，一粒为一壮。传统灸法，捻艾绒成锥状，小如米粒，大如花生米，燃一粒为一壮。

遗精白浊症（兼治五淋）

梦遗便数　　第一方

玉竹参一两　　淮〔怀〕山药一两　　川续断一两
梦花根五钱　　韭菜根一两五　　蒲黄三钱

右方炖猪肉服为妙。

遗精白浊　　第二方

神砂草（保精不泄）　烟〔胭〕脂花十二朵（兼治浊）
韭菜根（连子）八钱　　野蒲〔葡〕桃〔萄〕根七钱

熬服，兼治白浊。

男子五淋　　第一方

大木通（便闭淋）　　川牛夕〔膝〕（血淋）
金竹叶（火淋）　　猪棕〔鬃〕草（火淋）
菊花根（虚淋）　　车前草（热淋）
金沸草　　则〔侧〕耳根（五淋通用）
佛顶珠（止淋）　　黄金塔　　马蹄草　　墨斗草
杉树根　　岩白菜　　过路黄（闭便）

右上七味皆能止淋。

单方：益母草、野红花（皆治血淋），加檽木寄生、红牛夕〔膝〕服。

女人胎产淋　　妙方

香花根一两（胎前□□淋）　　石泽兰（产后淋）

兰草根　桑螵蛸十二个　金毛狗一两

右方煮甜〈醪〉糟服，即效。

五般痔漏　　第一方

天花粉一两（痔漏）　　金线重楼五钱（痔漏）

鸡冠花七朵　野葡萄根（五般痔）

炖猪大肠服。

痔疮出血　　第二方

川续断（肛肿下血，荜〔草〕薢佐之）

地柏支〔枝〕（痔出血）　　侧柏叶（痔出血）

齐头蒿　红姑娘　母猪藤（肛肿）

右方熬水服，即效。

痔疮通治　　第三方

马齿苋　丝瓜根　柏树叶　蛇壳　苦参

皆为通用方。

痔疮外敷　　外痔一方

千里光　　夏枯草　　地丁草

熬膏外用。

又单方：癞格保〔宝〕草，捣敷即妙。烧痛者，加马齿〈苋〉同敷即效，再敷则愈。

肠风下血　　妙方

苦参　　赤芍　　山当归　　慈竹笋

大力根（兼脱肛妙）　　臭春〔椿〕皮

侧柏叶（柏树叶亦妙）　　红茶花　　何首乌

熬水服。

通利二便　　一方同治

黑玄参　　天门冬　　益母草

柴胡二两（专通大便）　　车前一两（专利小便）

取急流江水煎服，神效。

搽痔仙方

水田罗〔螺〕丝〔蛳〕开吼〔孔〕，与冰片化陈水搽之，即愈。

草木生春

化铜钱方

菖蒲须为末，可化铜钱。

红白痢症　　共三方

治红痢症　　第一方

净银花一两　　赤芍八钱　　乌梅五个

车前草五根　　星袖〔宿〕草一把　　臭春〔椿〕根

老人头

熬水，冲百草双〔霜〕服，过路黄引。

血痢久泄　　第二方

乌梅十个（去核，盐水炒）　　白蜡一钱　　陈茶一撮

熬，冲醋服，即止。

又方：胡黄连三钱为末，冲陈茶汤服，立止。

白痢噤口　　第三方

参苓术①各三钱　　土山药一两　　莱菔子八钱

石菖蒲一块　　真沉香五钱　　石榴皮一个引

为末冲服。

_____

① 参苓术：人参、茯苓、白术。

红白痢症　　同一方

水黄连　　酸浆草　　小黄秧　　金刚藤　　奶浆藤

鸡冠花　　柏树果七个　　过路黄三钱引

止水泻症　　一方

土茯苓一两　　土巴吉〔戟〕一两　　茨梨根三钱

土山药一两　　黄瓜叶七张　　过路黄一把

煎水服，即愈。

痈疽疮疡　　十方

痈疽背瘩　　第一方

石泽南〔兰〕　　瓜蒌根　　米百合　　金银花

野菊花　　甘草　　地丁草

夏枯草（漏芦根亦妙）引

右方熬服，专治痈疽及背瘩，妙。或加续断、首乌、牛夕〔膝〕、半下〔夏〕佐治恶疮。

疮疡退热　　第二方

红花（止痛消肿）　　马齿苋（退烧）

佛指甲（退热）　　生地黄（清热）

赤芍药（散疽）　　漏芦根（散肿）

右方专能退疮烧、解热毒，妙。

一切诸疔　　第三方

益母草　　华〔铧〕头草　　地丁草　　指甲花

金线〈重〉楼　　铁线草　　了〔蓼〕子草

红浮漂（此二味能治丹①）　　野金菊花

白菊花　　金银花　　粉甘草（或则〔侧〕耳根）

右方除了〔蓼〕草、漂萍②，煎水服，专消疔毒。佛顶珠专敷火疔及□□白头疮。

疔疮单方　　第四方（后补一方，油婆换甘草）

白胡椒七粒　　偷油婆③一个　　黄糖少许

捣敷立愈。

又方：胡椒、桂元〔圆〕肉、甘草、菊老〔花〕敷亦妙。

又方：豌豆、黄豆嚼敷，亦能好。丝瓜皮亦妙。

一法：寻老蜘蛛一只，仁疔上，咬疔即愈。④

---

① 治丹：治疗丹毒。

② 了〔蓼〕草、漂萍：即上文"了〔蓼〕子草、红浮漂"。

③ 偷油婆：蟑螂。

④ 用蜘蛛咬疔，此为民间治疗之法，读者切勿轻试，以免出现意外。

诸疮鱼口   第五方

茨秋根、酸浆草、虎耳草，此三味专敷撫〔捺〕鱼口。

虎耳丹、红浮漂、了〔蓼〕子草（治羊〔痒〕毛疔），此三味专治风疹、丹毒、发斑。

以上二方，分两种各用则妙。

杨梅结〔洁〕毒   第六方

苦参   银花   猪苓   地胡椒   铁石子
梦花根

以此六味专治杨梅疮，妙。

夏枯草、半夏子，此二味专散瘿瘤。

专洗诸疮   消毒第七方

赖〔癞〕格宝草（能治疥蚁虫痒〔疡〕及肾囊风）

刮金〔筋〕板   三角风（麻柳上）   母猪藤

千里光   卜〔薄〕荷   马蜂包   漏芦叶

〈金〉银花叶

煎洗诸疮。

右方洗疮可加花椒、陈艾，尤好。

敷贴诸疮　　第八方

一支箭　　吊〔钓〕鱼竿　　何首乌　　则〔侧〕耳根

千里光　　马蹄草　　地丁草　　蚊〔文〕蛤根①

此八味生捣，能敷一切疮毒肿痛妙（加菖蒲花亦妙）。

敷疮散毒　　第九方

芙蓉花（为末撖〔捒〕腐，叶捣敷肿）

冬苋菜（叶敷）　　地黄瓜　　下〔夏〕枯草

野油菜（叶）　　挖耳草（叶）　　地胡椒

八角莲（叶）　　捆仙绳（吴于〔茰〕叶亦妙）

皆捣敷疮，能消肿毒。

又方：牛蒡根（敷翻老疮）、乌梅肉（专敷胬肉疮）、丝瓜根、苍耳草，炖肉服，专治脑漏。

脱毒方：坭冰子、地丁草，二味炖肉服，能治一切诸疮久不愈者妙。

撖〔捒〕疮天生丹　　第十方

马皮包一个（去壳）　　地蜘蛛五个（去壳）

芙蓉花七朵（为末）　　吊〔钓〕鱼竿卅六叶（为末）

---

① 蚊〔文〕蛤根：盐肤木的树根，又名盐肤子根。

石莲花（洗去沙）

皆为细末。右方全不见火，晒干研细贮之。撖〔掞〕疮，能生肌告口，神效至妙。

化腐提脓宜用：

神砂一钱　　血结〔竭〕七钱　　〈乌〉贼骨五钱

冰片二钱　　射〔麝〕香五厘

共研细末，撖〔掞〕之，能治一切〈脓疮〉，新久俱妙。

敷疮初起

铁牛皮（叶）　　吊〔钓〕鱼竿（叶）　　野菊花（叶）

何首乌（叶）　　千里光（叶）

皆用叶捣烂敷。疮破出脓，只用吊〔钓〕鱼竿、铁牛皮敷。如疮久不溃者，用姜〔豇〕豆米嚼敷。

疮溃后脓头不出结核者，用八月瓜根、玉簪花根、金线重楼、和尚花捣敷即化。

生肌告口方

化火叶　　吊〔钓〕鱼竿　　红野烟

脱皮柴（专去粗皮）　　叶上珠（去粗用嫩）

嫩竹笋　　石柏枝

共为末，撖〔掞〕即愈。

清毒药水　　共六方

洗疮消毒水　　第一〈方〉

三角风　　刮金〔筋〕板　　千里光　　马蜂包
陈石灰　　白菊花

以此六味熬水，去渣，贮瓶临用。

洗疔消毒水　　第二〈方〉

金银花（净）　　地疔〔丁〕草　　佛顶珠
熬水洗。

消毒蛇咬水　　第三方

水芹菜　　一支箭　　蜈蚣草
熬水晾冷后洗，渣敷伤，即愈。

搽消毒虫伤水　　第四〈方〉

雄黄（为末）　　独蒜（捣）　　槟〔蓖〕麻子（捣）
泡水和醋搽洗。

消烫火伤水　　第五〈方〉

地龙胆　　青黛　　石灰　　地柏枝（火煅为末）
右四味用雪水泡，贮之临搽，三次即愈。

消中寒毒水　　第六〈方〉

肉桂（官桂亦可）　　干姜　　黄附　　花椒　　陈艾

共熬念[①]洗。此症乃一团觉得冰冷者是也，用此方数洗之。然宜热洗，不宜凉洗，使热为佳。

五种胀症妙方

水肿病　　第一方

兰草根　　则〔侧〕耳根　　水茴香　　山〔商〕陆头
猪苓菌（铁牛皮花引）
各一两，炖肉服，即愈。

气胀症　　第二方

柿子叶　　木浆子叶　　野红萝葡〔卜〕　　老人头
笔筒草
熬水服即消，水花[②]冲服。

黄肿病　　第三方

母猪藤二两　　杉木皮　　教梨根　　水皂角
水绿葱（头）　　星袖〔宿〕草引

---

① 熬念：即"熬浓"也。下文有"煎念"即"煎浓"也。
② 水花：将水煮沸，开水翻泡起花，沸水表面即现"水花"。

久肿不消　　第四方

桑根皮　　下〔夏〕枯草　　干紫苏　　铁菜子

枸椒子（即臭黄荆）　　淮木通五钱

右方连煎服三五次，即愈。

久肿不愈　　第五方

红麻颠一大把（无刺者）　　黄蜡三钱

只此二味，右方煮酒米稀粥，服二次即愈。

一切肿病　　第六方

捣扁竹叶根，挤水一杯，煮酒米（四两）稀饭吃，
调黄糖一两，日服一次，余二顿则服白米饭，勿食粗粮。
服至胸中烧渴时，则不服此，光吃干饭。每日常服酒□
炒黄豆一斤，服完即愈。不过七日，则诸肿病，无不神
效者矣。

肿病神效仙方　　第七方

翻白叶一两

煨猪肉服即效。持斋人用淘米水煨服即愈。

全身俱肿　　第八方

扁竹叶根捣水，煎鸡蛋服，即消。

此乃仙方，连服二三次　则全身俱消。

又方：煤油煎蛋服亦妙。^①

洗足肿法　　　第九方

干薜椒十二个（熬至泡）　　生姜二两

器〔气〕柑叶一大把　　姜〔豇〕豆壳四两

臭黄荆一把

熬水气洗即消。

专消胀蛊病　　　　第一方

白龙衣（一条，煅）　　水按〔案〕板一把

水皂角一两　　铁马鞭四两（专破气来蛊）

炖甜酒服，神效。

专消气蛊　　　第二方

苍术二钱　　木香一两　　厚朴二两

---

① 煤油煎蛋治肿病，此乃民间单方，此处照录原文，以保持原著
　 风貌，读者不可轻用。

草木生春

莱菔子四两（炒熟）　　小茴香根一两

右方取毛流水①下水花泡子，加急流江水熬药服，屁后即消胀而愈。

感冒凉寒　　第一百一十五方②

柴胡三钱　　荆芥三钱　　卜〔薄〕荷三钱

紫苏三钱　　活〔藿〕香二钱　　陈艾一钱

枸椒子引

伤风凉寒　　第二方

蓝布裙　　地五甲　　水菖蒲　　暴格蚤　　马蹄草

鱼秋〔鳅〕串引

加姜开胃。

寒火胸结　　第三方

齐头蒿五根　　瓜蒌子五钱　　生大黄五钱

芒硝三钱

渴加生石羔〔膏〕一两，煎服。

单方：用熊胆二钱，冲开水服即愈。

---

① 毛流水：即急流水，水面起泡。
② "第一百一十五方"为原作者所加，现遵原文照录。后同。

邪气伤寒　　第四方

官桂三钱　　陈皮三钱　　干姜七钱　　甘草三钱

淫羊合〔藿〕三钱　　土沙参三钱　　乌药三钱

法下〔夏〕二钱　　九节风三钱引

以上诸方共计一百一十八方。

祛除蛔虫

凤凰衣九个（煅）　　陈艾一两（为末）

棉花草根二两（炕干，煎念冲服）

共为细末，〈熬〉糖清开水服，煎蛋亦妙。

疗脱肛方

服补中汤。

红浮漂捣贴肛上。

又：蜗牛烧灰捣猪油敷。

又：蓖麻子五十粒捣贴顶门。

又：蚊〔文〕蛤末三钱、白矾一块，煎水洗之。

又方：苎麻头捣烂，煎水洗熏，用木贼煅□□之，按肛入内。

一方专治肠头吊出干痛者：用麻油盛器中，坐浸之，内服火麻仁一斤，即愈。

治疟仙方（作丸）

火麻叶一两（炒干）　　朱砂五钱　　丁香五钱

陈皮五钱

共为末，酒糊为丸，如小豆，每服七丸，茶酒下俱妙。

单方：红牛夕〔膝〕头捣生冲酒服①，渣敷脉上愈。

马〔蚂〕蝗〔蟥〕绊②方

红霍〔活〕麻根七根，日打之三次即散。如不散，则用夏枯草捣和醪糟炒敷之，即愈。

肾囊风方

花椒煎水洗后，用甘草、黄柏〔檗〕、枯凡〔矾〕各三钱为末，调猪胆搽，即愈。

一方：荷叶煎水洗，癫格保〔宝〕草揉水搽俱妙。

肾囊湿痒（或流黄水）

蛇床子一两　　白凡〔矾〕三钱

煎水洗后，用蛤粉、甘石末搽之，再以白米粉、石〈菖〉蒲末，扑之好。

---

① 该句意指将新鲜红牛膝头捣烂冲酒服。

② 马〔蚂〕蝗〔蟥〕绊：指蚂蟥钻进肉中不出。"绊"，也写作"畔"。

气包卵方

器〔气〕柑一个

去顶，将内戳烂去之，入猪精肉半斤，覆盖其顶，炖极熟服，即妙。

再用器〔气〕柑一个，烧热去顶挖心，将卵入内气之，即愈。如未愈者再行此方则已。

齁病灵方

黑〔核〕桃肉四两（去膜皮）

黑枝〔芝〕麻四两（炒）　　白蜂蜜四两

生姜半斤（捣汁去渣）

共和肉蒸熟服，数次即愈。

一方：紫荆花子炖甜酒服，亦妙。

久咳不止妙方

白皮梨一斤　　生姜四两

共捣烂取汁，入和蜂蜜一斤，共熬成膏，贮磁〔瓷〕缸内，常服即愈。忌食萝葡〔卜〕、葱、蒜。

虚劳咳嗽方

生藕一大段，切去一头节，灌满蜂蜜，仍合其节。用纸封固，煮极熟服，再服则愈。

草木生春

痰嗽灵方

瓜蒌子五钱（炒）　　白杏仁三钱（炒去皮）

侧柏叶三钱（生用）

右方煎水服即妙。吐血加茅根水煎服。气痛加茴香根酒煎服。久咳加细茶、乌梅煎服。蛊胀加莱菔子煎水服。痢疾加子〔紫〕苏煎服。肚痛加生姜煎服。

吐血秘妙方

先验何经吐血法：盛清水一碗，吐血于水内。浮者乃肺血，沉者肝血，半沉者乃心血，各随证用。羊肝心肺蒸白芨末，每日服之即愈。凡人劳伤则阴虚火旺而吐血者，切勿要服洋参、白术、黄芪。宜每早静室独坐，闭目养心。用生藕捣破，泡开水一壶，当茶而食。食毕，溺去小便，用碗接其新便，乘热饮之①，随红枣一二枚。每日如是，不出百日则复如故而全〔痊〕愈也。然忌酒色气怒和姜、蒜、葱、椒。

吐血常方

荷叶藕朵熬汤常服，或用白茅草根与韭菜根熬服俱妙。

---

① 用小便治血症，古方常见，中外皆有，但古法多用男童小便治他人之病，此处用病人自身小便治疗吐血之症，须慎重其事。

吐血不止方

白芨为末，煮清粥服。或以韭汁冲童便，慎〔趁〕热饮之。或用壮年头发煅为末，冲童便服即止。

回食大病方

清油泡过多年木梳一把，烧灰，冲酒服，数次愈。

又方：用土蛋内的老木〔母〕虫①炕干为末，煮粥服。

哽疾反胃方

白木槿花，阴干为末，调陈酒米稀饭服。

又宜用：陈醋缸内醋虫一两，焙干为末，冲酒服。

一方：胡蜣螂焙为末，冲酒服三次。

又：凤凰衣五个煅末，冲酒服。

妇人包块症瘕　　第一方（重用丹参）

血牡丹一两　　威灵仙八钱

管〔贯〕仲〔众〕七钱　　马鞭草五钱

石泽兰五钱　　血木通三钱

笔杆〔筒〕草（射干头）引

---

① 土蛋内的老木〔母〕虫：指粪球内的母蜣螂。

草木生春

痿躄症方（即软脚风，并治风湿瘫痪）

白鲜皮二两　　玉竹参一两　　金石斛一两
白牛夕〔膝〕四两（酒煮熟）　　白龙须七钱
刮金〔筋〕板五钱　　老鹳草三钱　　牛吞口八钱
冲酒服。

妇人症瘕方　　第二方

赤芍八钱　　管〔贯〕仲〔众〕五钱　　当归四钱
白牛夕〔膝〕三钱　　泽兰三钱　　寄生三钱
铁马鞭五钱　　鸡屎藤四钱　　威灵仙引

停经煎剂方

归尾　　红花　　赤芍　　牛夕〔膝〕　　桃仁
铁马鞭　　益母草　　石榴花　　水按〔案〕板
剪金花

风火牙痛饮

排风藤根　　狗地芽根　　则〔侧〕耳根
白牛夕〔膝〕　　牛王茨根　　开喉箭　　苦参根
三角风引
嚼牙：老鼠茨〔刺〕根、地胡椒草，俱能散火。

停经酒药方

益母草一两　　血当归一两　　土红花八钱

红牛夕〔膝〕九钱　　血木通四钱　　王不留行五钱

红月月开六钱　　柏树根皮四钱　　黄泡茨根七钱

泡酒二斤，常夜服。

忧气停经方

黄泡茨根一两（重用）　　　川芎九钱

木血二通①六钱

炖醪糟服即行。

水激停②，加干姜、附片、肉桂服。食生冷停，加山查〔楂〕、肉叩〔蔻〕、炮姜服。

虚瘦干血者，重用归身、赤芍、鸡矢〔屎〕藤、血经草、石泽南〔兰〕、笔壳草。

炖子鸡、猪肝肺服。

小儿蟮疳肚胀方

乌药　　棉花草　　吊〔钓〕鱼竿　　吴于〔黄〕根

---

① 木血二通：木通和血通。

② 水激停：由于冷水刺激导致停经。

草木生春

管〔贯〕仲〔众〕　　野南荞　　隔山撬

黑〔核〕桃皮　　刮金〔筋〕板（天泡子）

鸡矢〔屎〕藤　　排风藤

共为末，糖清引。蒸蛋亦妙。

妇人白崩方（兼治红崩）

鸳鸯草（即星袖〔宿〕草，重用为君）

绿花草（即血经草，为佐）　　当归一两

川芎五钱

煮醪糟服即妙。如女人红崩，亦用此方，加未开刀的棕包花一包，炖猪肉服即效。加鸡屎藤尤妙。

百　合①

主治：补心止痛，敛肺止咳，背瘩疽。

百合性平味气甘，补心气痛敛肺强。肺痿痰涎和咳嗽，痈疽背瘩蛊毒良。能辟鬼邪利二便，肺痛肺火也呈祥。

此药有二种，以大瓣者，专则补心；小瓣者，则能泻肺火，以及痈疽背瘩、蛊毒利便等疟均宜。然此药性平，须宜重用之，以一两至四五两，大剂乃效，小剂无

①"百合"一物，似为王舍阳道长所加，故后文见"洞明批"三字，"洞明"乃王道长之字也。

功。用量与苡仁、莱菔、淮〔怀〕山等同然。（洞明批）

右列以上草药新编二百二十五种①，以合天地阴阳运数。当时乏药，补助一时之医药而作用，中医师若要用之，当手集一本。

以上诸药俱备，外补天地人三方，以全道妙。

天药方

百草霜：味苦辛温百草双〔霜〕，能治百口白秃疮。伤寒发班〔斑〕和疟疾，喉痛血痢是妙方。

加入冰棚〔硼〕散，治诸口喉烫②。

地药方

江流水：急流江水通二便，风痹窀〔瘫〕闭用药煎。逆流之水治中风，宣痰化气有奇验。

鸳央〔鸯〕水：冷水冲开水，治活〔霍〕乱吐泻。

人药方

头上发：青年头发号血余，煅灰止血甚神奇。清油煎化煎蛋服，能治上螬吐食宜。

用鸡蛋煎服，能化上螬，又能治胃虚吐食病，神效。

---

① 实际上本书"草药集成"部分共收草药219种。

② 口喉烫：口腔、喉咙红肿发热。

冷痧肚痛及痹脚痧秘方

八月瓜

制法：灶上炕干，常揣之。

预防沙〔痧〕症，临时救急。每服半片，或为末服，开水冲引即妙。

此方妙治诸般沙〔痧〕症，俱妙。若是四〈肢〉无力、精神疲倦，饮食如常者，为痹脚沙〔痧〕；如或远行，误服生冷，偶然肚痛者，为冷沙〔痧〕；如是突然心痛如刀绞者，为蹼〔扑〕心痧，急服此药则愈，否则危亡没救。